養生湯療

中醫大師教你
喝湯能解決的問題就別喝藥

中國中醫科學院主任醫師
路志正——著

序

路志正先生是當代中醫大家，從醫 70 餘年，熟知醫典，臨床經驗甚豐，不僅精通內科，外、婦、兒及針灸方面亦頗有造詣。

路老特別重視脾胃的調攝，認為脾胃為後天之本，氣血生化之源，人以胃氣為本，故治病注重調理脾胃，而飲食失調是損傷脾胃的關鍵，所以十分注重食療養生保健。在診療中問診必究脾胃，治病必護脾胃，疑難重證亦多徑取脾胃。

路老對於濕證有獨到的見解，承前人理論和治驗，博覽諸家，潛心研究濕病數十年，認為濕病害人最廣，提出「百病皆有濕作祟」「濕邪不獨南方，北方亦多濕病」的新論點，為當代濕病研究和診治提供了寶貴經驗。

醫者仁心，路志正先生不僅醫術精湛、治學嚴謹，耄耋之年，仍孜孜不倦，出版了《無病到天年：調理脾胃治百病真法》，得到廣大讀者的一致好評，今又有《無病到天年 2：大病預防先除濕》《養生粥療：97歲中醫大師教你一日一粥，保健防病》《養生茶療：中醫大師教你喝出平衡體質，防病祛病又養生》《養生湯療：中醫大師教你，喝湯能解決的問題就別喝藥》幾冊書陸續出版。

這幾本書，文字深入淺出、通俗易懂，既包含了先生身體力行的養生心得與體會，也是對中醫理念的通俗解釋，對普通讀者瞭解中醫、養生防病會有所幫助和啟迪。

深感於路老拯黎元於仁壽、濟世脫難的仁者愛人之心，故欣然作序，推薦給廣大讀者。

中國國家中醫藥管理局局長　王國強

2016.7.8

目錄

第一章

煲一鍋好湯，養全家安康

第二章

喝湯，要跟隨季節的腳步

春

夏

秋

冬

第三章

送給全家人的日常調養湯

第四章

因人而養，喝出平和好體質

第五章

滋補養生湯，喝出身體好狀態

第六章

對症養生湯，能喝湯就別喝藥

第一章

煲一鍋好湯，養全家安康

「寧可食無肉，不可食無湯。」「飯前先喝湯，勝過良藥方。」湯從來不只是飲食的配角，煲好湯，喝對湯，不僅能滿足口腹之欲，還能滋養我們的身體，祛病養生保安康。

湯，不只是飲食的配角

人們常說「民以食為天」，可見飲食的重要性。食物是我們延續生命的根本，正如李時珍所說：「飲食者，人之命脈也。」所謂飲食，並不只是吃飯那麼簡單，飲食飲食，先飲而後食，就是告訴我們在吃飯前要先喝湯，這才是正確的飲食順序，由此也足以看出湯在飲食中的重要地位。

在民間，有「飯前先喝湯，勝過良藥方」的說法，為什麼要在飯前喝湯呢？因為我們在吃東西的時候，食物會先在口腔中經過咀嚼，接著通過咽喉，順著食道進入胃裡。飯前喝一些湯，可以起到「潤滑劑」的作用，讓食物更順利進入胃裡，避免刺激到消化道黏膜。對於要減肥或保持身材的人來說，飯前喝湯還能產生飽足感，減少接下來的進食量，起到節制飲食的作用。

如果是身體虛弱或者大病初癒的人，因為腸胃還比較虛弱，不適合吃一些過於滋補或者不好消化的東西，喝湯也是最好的選擇。湯品經過熬制，將食材中的很多營養都溶進了湯裡，更有利於腸胃的消化吸收，能夠很好地滋養身體，增強體質。

但是長久以來，在人們的認識中，都把湯看成了餐桌上的配角。主食必不可少，湯卻可有可無，或者進食到最後才喝湯。其實，大家想一下自己的每日三餐，無論主食吃什麼，最終還是離不開湯的，無論是煲一鍋複雜的湯，還是只有一個簡單的蛋花湯，如果沒有湯，這頓飯就顯得不夠完整，也不夠健康。

在中國廣東地區，人們非常講究煲湯，也非常愛喝湯，各種各樣的湯豐富了廣東人的飲食生活。在廣東人的餐桌上，「寧可食無肉，不可食無湯」，宴請賓客時，先上湯再上菜也成了約定俗成的規矩。

廣東人愛喝湯是自古流傳下來，這與當地悶熱潮濕的氣候特點關係密切。長期居住在這個地區的人們，身體極易侵染熱毒和濕氣。為了對抗氣候對身體的傷害，免於長期喝中藥之苦，智慧的人們就潛心鑽研食補良方，廣東的湯文化就這樣應運而生了。

不僅是廣東人，中國人都對湯情有獨鍾，只是喝湯的習慣有所不同。細緻的南方人喜歡飯前喝湯，非常講究營養搭配，豪放的北方人則喜歡飯後喝湯，講究「原湯化原食」；在喝湯的口味上，南方人喜歡清淡，北方人則偏好濃郁。總之，人們越來越重視湯的保健功效，甚至「無湯不成席」，湯已經不再是飲食中的配角，而是越來越占據至關重要的地位，也有更多的人願意花費時間和耐心煲湯。

煲湯，你選對工具了嗎

工欲善其事，必先利其器，我們已經瞭解了湯的重要性，那麼煲湯、燉湯要用到什麼工具，每種工具又該如何使用呢？

首先來說砂鍋。砂鍋價格便宜又很實用，很多需要長時間燉煮的東西，我們都會選擇用砂鍋來做，燉出來的風味和口感都比普通金屬鍋要好很多，我們煲湯自然也應首選砂鍋。

如果是新買的砂鍋，不要馬上用來燉東西，最好先煮一下米湯，加少許米即可。這樣煮一遍，米湯就會滲透到砂鍋的每一個微小縫隙，將其填實，之後砂鍋就不容易炸裂。經常使用的砂鍋隔段時間也最好煮一次米湯作為保養。

砂鍋保溫性能很好，使用完後還很熱，這時最好讓它自然冷卻，或放在木質餐墊上逐漸冷卻，千萬不要立即用涼水洗，那樣會很容易裂開。

砂鍋長時間不用時，可以用報紙包好，最好再在裡面放上兩塊木炭，這樣砂鍋既不易受潮，下次煲湯時也不會有異味。

還有一種專門用來煲湯的工具——瓦煲。它的使用和保養方法與砂鍋基本類似，但是功能比較單一，基本只適合用來煲湯，而砂鍋除了煲湯，還能燉肉、燉菜等。瓦煲在燒制時溫度更高，所以它的耐熱、耐冷程度都比砂鍋強一些。

有些人分不清瓦煲和砂鍋，其實這兩種工具在外形上有很大不同，瓦煲看上去更加精緻，而且屬於「大肚能容」的類型，煲湯的量更適合一家人食用。

相比於上面兩種煲湯的鍋，大家現在最常用的還是壓力鍋。壓力鍋操作簡便，而且能在最短時間內迅速煮好湯品，食材營養破壞得少，省火又省時，對於質地有韌性、不易煮軟的材料煲煮起來很是得力。不過，使用壓力鍋時一定要注意，放入的食物不宜超過鍋內的最高水位線，以免內部壓力不足，無法快速煮熟食物，反而可能堵住排氣孔，造成危險。

有些食材需要長時間燉煮，比如雞湯、豬骨湯，這時候也可以用不銹鋼湯鍋。不過要注意的是，如果煲湯時放了中藥，就不能用不銹鋼鍋了，因為中藥裡的一些成分容易與不銹鋼鍋具發生化學反應，影響效果。

現在還有專門用來燉湯的電燉盅，使用起來更加方便，也沒有那麼多禁忌，還能根據不同食材來設定時間，非常省心，想要煲湯又沒大量時間的人，可以在家備一個。

瞭解食物的「性格」，煲出營養好湯

我們每天接觸的食物五花八門，但煲湯可不是什麼食材都能勝任的，哪種食材煲出的湯味道鮮美？用哪種食材煲湯對我們的身體更有益？這就要求我們要瞭解各種食材的特性。這就像我們與一個人交往，只有先瞭解了他的脾氣、

愛好、個性等，才能好好與他相處，對食物也應如此。只有掌握食物的「性格」，才能更好地發揮食療的功效。因為食療的根本就是合理搭配食物，通過食物的特性來調節人體的臟腑平衡，從而起到強健身體、預防疾病的作用。

所謂食物的「性格」，就是食物的寒、熱、溫、涼特性。如果大家吃過某種食物後，有清涼、清爽之感，該食物就是寒、涼性質的；相反，如果吃過某種食物後，感覺溫暖、發熱，這種食物就是熱、溫性質的。我們常見的食物大概有 300 多種，大多數是平性食物，其次是溫、熱性食物，寒、涼性食物所占比例不大。

一般來説，寒、涼性食物如紫菜、蘿蔔（生的）、梨等屬於陰性，其作用重在清熱瀉火、涼血解毒、平肝安神、通利二便。如果你經常有口渴心煩、易熱易怒、小便赤黃、大便乾結的症狀，就可以吃些這類食物。溫、熱性食物如羊肉、大蒜等屬於陽性，其作用重在散寒溫經、益氣養血、助陽活絡等。有畏寒怕冷、四肢冰涼、小便清長、大便稀薄症狀的人，可以經常食用。

食物的溫熱寒涼可以用來糾正人體的失衡，正所謂「寒者熱之，熱者寒之」。

凡寒性體質均宜食用溫熱食物，熱性體質則宜食用寒涼食物。如風寒感冒、發熱、惡寒、流涕、頭痛等可用溫熱性質的生薑、蔥白、香菜等；風熱感冒則宜食用菊花、薄荷、梨等性質寒涼的食物。

平性食物的性質介於寒涼和溫熱之間，米、麵、黃豆、番薯（地瓜）、蘿蔔（熟的）、蘋果、牛奶等都屬於平性食物，適合一般體質者，寒涼、熱性病症的人都可選用。這也是我們最常吃的。

當然，有些寒涼性質的食物，經過煲煮之後，寒涼性質會得到一定的弱化，所以有時候也不必太過於糾結。

明確了食物的特性，我們就可以有的放矢，根據自己和家人的體質及口味偏好，合理搭配食材，煲出營養健康又好喝的湯。

「味」對了，才會更滋補

食物不僅有「性格」，也有「味道」，大致分為辛、酸、甘、苦、鹹五種味道。煲湯時不僅要瞭解食物的寒熱屬性，還要掌握味道。可不要小看這個「味道」，它與我們的身體健康密切相關。

食物的五味之中，辛味與「陰」關係最大，因為辛味最容易傷陰。在很多人的意識裡，辛味指的就是辣椒，其實辛味是指薑、蔥、花椒一類有刺激性氣味，以及玫瑰花一類有芳香味的食物。辛味宣散，可祛散風寒，所以比較適合受了風寒的人食用。

不過，辛味食物吃多了會耗陰傷精，導致身體陽氣亢盛，出現各種「上火」症狀，所以身體有熱的人不能吃。此外，辛類的食物走氣，我們知道肺主氣，一吃辣的東西就會打噴嚏、流鼻涕、流眼淚就是因為辛味刺激了肺，所以中醫有「病在氣無食辛」的說法，也就是說如果肺部得了病，就不要吃辛辣的食物。

如果說辛味是「陰」的對頭，那麼酸味那就是「陰」的夥伴了。說起酸味，不由得讓我們想起望梅止渴的故事，雖說望梅止渴是酸味所產生的特殊心理效應，但這也從一定程度上告訴我們酸味可以生津開胃，聽到酸味流口水，這個口水就是津液，也稱陰液，所以酸味是能滋陰的。

不過，中醫認為酸味走筋走肝，主收斂，所以如果得了肝病則要少吃，否則肝氣不能生升發，會加重病情。

至於甘味、苦味和鹹味，此類食物大都有滋陰的功效，但攝入不能太過，否則會適得其反。《本草綱目》記載，過食甘苦，會造成毛髮乾枯脫落；過食鹹味，臉就容易發黑。

總之，食之五味，適度食用方可達到滋陰之效，五味過甚，就需要用中氣

來調和，這就會產生火氣。「火」起來了自然要用「水」來滅，也就是用人體內的津液來去火，津液少了陰必虧，疾病便上門了。這正如朱丹溪所說的 ：「人身之貴，父母遺體。為口傷身，滔滔皆是。人有此身，饑渴存興，乃作飲食，以遂其生。彼眷昧者，因縱口味，五味之過，疾病蜂起。」

患病的人按照五味禁忌對身體進行調理是非常有益的，這其中其實包含的是五行生剋的原理。食物有五味，五味入五臟，而五臟對應著五行，即肝屬木、心屬火、脾屬土、肺屬金、腎屬水。五味與五行的對應關係則是：鹹屬水、苦屬火、酸屬木、辛屬金、甘屬土。

按照五行生剋理論，木剋土、土剋水、水剋火、火剋金、金剋木，所以，五味不當也會對五臟造成傷害，如肝屬木，辛屬金，金能剋木，因此患肝病的人就應該忌吃辛味食物；鹹屬水，心屬火，水能剋火，所以心臟不好的人就應該少吃味鹹的食物。相應的，患脾病的人應該少吃或不吃酸味食物，有肺病的人要忌吃苦味食物，腎不好的人則要少吃甘味食物。

上面說的很多人可能覺得還是有些籠統和抽象，總歸一點，就是我們在煲湯時，要注意五味的調節，尤其患病之人，更應該重視。五味搭配得當，對於疾病的治癒有促進作用，如果不注意五味的禁忌，隨意進食，很可能會使食物性味與五臟相互抵觸，對身體造成更大的傷害。

常見煲湯食物性

食物	性味歸經	功效	食用禁忌
豬肉	性平，味甘；歸脾、胃、腎經	潤腸胃、生津液、補腎氣、解熱毒	濕熱痰滯內蘊者不宜食；豬肉不宜多食，多食則助熱，生痰助痰濕；肥胖或血脂升高者慎食或忌食；外感病人也不宜食
牛肉	性平，味甘；歸脾、胃經	補益氣血，強壯筋骨	患瘡瘍、皮膚瘙癢者不宜食用
羊肉	性溫，味甘；歸脾、胃、腎經	益氣補虛，溫中暖胃	外感病邪，及素體有熱者慎用
狗肉*	性溫，味甘、鹹；歸脾、胃、腎經	溫補脾胃，補腎助陽	陰虛內熱者忌食，春夏季節不宜食
兔肉	性涼，味甘；歸肝、大腸經	補中益氣，清熱止渴	寒性體質者不宜多吃
雞肉	性溫，味甘；歸脾、胃經	溫中益氣，補精添髓	雞肉性溫，助火，肝陽上亢及口腔糜爛、皮膚癤腫、大便秘結者不宜食
鴨肉	性微寒，味甘、鹹；歸脾、胃、肺、腎經	滋陰養胃，利水消腫	鴨肉甘寒，體質虛弱、四肢逆冷、大便溏瀉、月經量少者不宜多食
鵝肉	性平，味甘；歸脾、肺經	益氣補虛，和胃止渴	濕熱內蘊者勿食。不宜過量食用，食多不易消化
鴿肉	性平，味鹹；歸肝、腎經	滋腎益氣，祛風解毒	一般無禁忌

*註：書中出現食用狗肉處，皆屬中醫立場。

續表

食物	性味歸經	功效	食用禁忌
鵪鶉肉	性平，味甘；歸脾、胃經	補中益氣，清利濕熱	一般無禁忌
燕窩	性平，味甘；歸肺、胃、腎經	滋陰潤肺，益氣補中	肺胃虛寒、濕停痰滯及感冒者不宜食用
薏苡仁	性微寒，味甘、淡；歸脾、胃、肺經	健脾利水，利濕除痹，清熱排膿，清利濕熱	汗少便秘者不宜食用
綠豆	性涼，味甘；歸心、胃經	清熱解暑，利尿、解毒	綠豆性寒涼，故脾胃虛寒或陽虛之人不宜食用
黃豆	性平，味甘；歸脾、大腸經	補脾益氣，清熱解毒	食用時宜高溫煮爛，不宜食用過多，以免消化不良而致腹脹
黑豆	性平，味甘；歸脾、腎經	補腎益陰，健脾利濕，祛風除痹，解毒	一般無禁忌
紅豆	性平，味甘、酸；歸心、小腸經	健脾利水，解毒消腫	身體無水腫者不宜過多食
玉米	性平，味甘；歸脾、胃經	調中開胃，利水通淋	一般無禁忌
番茄	性微寒，味甘、酸；歸肝、胃、肺經	清熱生津，開胃消食	一般無禁忌
南瓜	性溫，味甘；歸脾、胃經	補中益氣，解毒殺蟲	一般無禁忌

續表

食物	性味歸經	功效	食用禁忌
冬瓜	性涼，味甘、淡；歸肺、大腸、小腸、膀胱經	清熱利水，清熱解毒，下氣消痰	脾胃虛寒者不宜多食
苦瓜	性寒，味苦；歸脾、胃經	清暑除熱、解毒	脾胃虛寒者不宜食
黃瓜	性涼，味甘；歸脾、胃、大腸經	清熱、利水、解毒	其性寒涼，胃寒者不宜食用
絲瓜	性涼，味甘；歸肝、胃經	清熱解毒涼血，祛風化痰通絡	食能滑腸致瀉，故脾虛便溏者不宜食用
菠菜	性涼，味甘；歸腸、胃經	養血止血，滋陰潤燥	脾虛便溏者不宜多食
芹菜	性涼，味甘；歸肝、胃、肺經	清熱平肝，祛風利濕	脾胃虛弱，大便溏薄者不宜多食
茼蒿	性平，味辛、甘；歸脾、胃經	調和脾胃，利小便，化痰止咳	脾胃虛寒者不宜多食
枸杞葉	性涼，味苦、甘；歸肝、腎經	清退虛熱，補肝明目，生津止渴	脾胃虛寒者不宜食用
金針花	性平，味甘；歸肝、脾、腎經	養血平肝，利尿消腫止血，發奶	鮮金針花不宜食用
白蘿蔔	性涼，味辛、甘；歸脾、肺經	清熱生津，涼血止血，下氣寬中，消食化痰	脾胃虛寒者不宜生食。習慣上認為服人參時，不可同服本品，以免影響藥力
胡蘿蔔	性平，味甘；歸肺、脾經	健脾化滯，潤腸通便，殺蟲	一般無禁忌

續表

食物	性味歸經	功效	食用禁忌
山藥	性平，味甘；歸脾、肺、腎經	補脾益胃，益肺補腎	一般無禁忌
芋頭	性平，味甘、辛；歸腸、胃經	解毒、散結、消瘰ㄌㄨㄛˇ	食滯胃痛及腸胃濕熱者忌食
竹筍	性寒，味甘；歸胃、肺經	清熱化痰、消食，解毒透疹，和中潤腸	脾胃虛寒者不宜多食
百合	性平，味甘、微苦；歸心，肺經	潤肺止咳，清心安神	脾胃虛弱，大便稀溏者不宜多食
蓮藕	性寒，味甘；歸心、脾、胃經	清熱生津，涼血散瘀，補脾、開胃、止瀉	一般無禁忌
香菇	性平，味甘；歸胃經	補脾益氣，抗腫瘤，托痘疹	一般無禁忌
木耳	性平，味甘；歸胃、大腸經	涼血止血	泡發時間不宜過久，否則會滋生大量細菌
銀耳	性平，味甘；歸肺、胃、腎經	滋陰潤肺，益胃生津	泡發時間不宜過久，熟銀耳不可久放
豆腐	性涼，味甘；歸脾、胃、大腸經	益中氣、和脾胃，健脾利濕，清肺健膚，清熱解毒，下氣消痰	一般無禁忌
黃豆芽	性溫，味甘；歸脾、大腸經	祛黑痣，治疣贅，潤肌膚	一般無禁忌

續表

食物	性味歸經	功效	食用禁忌
綠豆芽	性寒，味甘；歸脾、胃經	清熱解毒，醒酒解毒，利小便	脾胃虛寒者不宜久食
紫菜	性寒，味甘、鹹；歸肺經	化痰軟堅，清熱利尿	一般無禁忌
海帶	性寒，味鹹；歸肺經	軟堅化痰，祛濕止癢	脾胃虛寒者不宜食用

湯裡加點中藥，補養大不同

煲湯時，為了達到最好的滋補效果，可在湯中加入一味或者幾味中藥製成滋補湯，這個傳統古已有之，這樣製成的湯，既少了純藥湯的苦口，又能達到藥補的功效，可謂一舉兩得。

不過，藥膳絕不是食物與中藥的簡單相加，而是在中醫辨證配膳理論指導下，由藥物、食物和調料三者精製而成，如不具備醫藥常識而盲目製作或食用藥膳進補，很可能會傷身。所以，要想真正做出滋補身體的藥膳，選對藥材非常關鍵。

製作藥膳前，首先要請專業中醫對自己的體質進行判斷，然後再根據醫生的建議和中藥的寒、熱、溫、涼等特徵，選用適合自己的藥材，即「辨證施治」。

中醫認為看病證，不外乎虛證、實證、寒證、熱證。各證的特點還是比較明顯的。如神疲氣短、倦怠懶言、舌質淡、脈虛無力等為虛證；形體壯實、脘腹脹滿、大便秘結、舌質紅、苔厚蒼老、脈實有力等為實證；怕冷喜暖、手足

不溫、舌淡苔白、脈遲等為寒證；口渴喜冷、身熱出汗、舌紅苔黃、脈數等為熱證。

根據中醫「虛者補之」「實者瀉之」「熱者寒之」「寒者熱之」的治療原則，虛證患者以其陰陽氣血不同之虛，分別給予滋陰、補陽、益氣、補血的藥材進行治療；實證患者應根據不同實證的證候，給予各種不同的祛除實邪的中藥進行治療；寒性病證給予溫熱性質的中藥治之，熱性病證則給予寒涼性質的中藥以治之。

另外，選擇藥膳藥材的時候，還要考慮季節因素。春季萬物始動、陽氣發越，對應肝，可以選擇一些養肝清肝的中藥，如枸杞子、菊花、佛手等；夏季炎熱多雨，對應心，宜選些具有養心作用的中藥；秋季萬物收斂、燥氣襲人，宜選些滋潤性質的中藥，如沙參、百合、玉竹等；冬季天寒地凍、萬物伏藏，對應腎，此時最宜吃些溫陽補腎之品，如乾薑、肉桂、杜仲等。

還要注意的一點是，藥膳所用的中藥材和食物一樣必須優質，變質、發黴的絕不能用。而且，無論哪種藥材都不宜長期服用，應該根據自己身體和外界環境的變化而改變。

常用煲湯中藥功效一覽

中藥	功效	適應症
黃芪	補氣固表，利尿托毒，排膿、斂瘡生肌	用於氣虛乏力、食少便溏、中氣下陷、久瀉脫肛、便血崩漏、表虛自汗、氣虛水腫、癰疽久潰不斂、血虛萎黃等
黨參	補中益氣 健脾益肺	用於脾肺虛弱、氣短心悸、食少便溏、虛喘咳嗽、內熱消渴等

續表

中藥	功效	適應症
杜仲	補益肝腎，強筋壯骨，調理沖任，固經安胎	用於腎陽虛引起的腰腿痛或酸軟無力，肝氣虛引起的胞胎不固、陰囊濕癢等症。特別是對腰膝酸軟無力者，有很好的調理效果
山楂	消食健胃，行氣散瘀	用於肉食積滯、胃脘脹滿、瀉痢腹痛、瘀血經閉、產後瘀阻及高脂血症。焦山楂消食導滯作用增強，用於肉食積滯、瀉痢不爽
當歸	補血活血，調經止痛，潤腸通便	用於血虛萎黃、眩暈心悸、月經不調、閉經、痛經、虛寒腹痛、腸燥便秘、跌撲損傷等。 酒當歸活血通經，用於閉經、痛經、風濕痹痛、跌撲損傷效果較好
天麻	平肝息風	可治療血虛肝風內動的頭痛、眩暈，亦可用於小兒驚風、癲癇、破傷風。還可祛風止痛，用於風痰引起的眩暈、偏正頭痛、肢體麻木、半身不遂等
南沙參	養陰清肺，化痰益氣	用於肺熱燥咳、陰虛勞嗽、乾咳痰粘、氣陰不足、煩熱口乾
北沙參	養陰清肺，益胃生津	用於肺熱燥咳、勞嗽痰血、熱病津傷口渴等
芡實	益腎固精，健脾止瀉，除濕止帶	生芡實補脾腎兼能祛濕，常用於白濁、帶下、遺精、小便不禁兼濕濁者；炒芡實增強了補脾和固澀作用，常用於脾虛泄瀉和腎虛精關不固引起的滑精等
玉竹	滋陰潤肺，養胃生津	用於燥咳、熱病傷陰之咽乾口渴、內熱消渴、頭昏眩暈等

續表

中藥	功效	適應症
陳皮	理氣健脾調中，燥濕、化痰	用於胸脘脹滿、食少吐瀉、咳嗽痰多
桂圓	補益心脾，養血安神	用於氣血不足、心悸怔忡、健忘失眠、血虛萎黃
百合	養陰潤肺，清心安神	用於陰虛久咳、痰中帶血、虛煩驚悸、失眠多夢、精神恍惚
甘草	補脾益氣，清熱解毒，祛痰止咳，緩急止痛，調和諸藥	用於脾胃虛弱、倦怠乏力、心悸氣短、咳嗽痰多，及脘腹、四肢攣急疼痛等

避開這 5 點，煲湯零失敗

閒暇時候煲上一鍋熱湯，不僅可以享用美味，還能為身體補充多種營養，真是非常愜意的事情。但要想煲出一鍋美味的湯，需要注意一些禁忌。以下幾點是許多人煲湯常犯的錯誤，應注意避免。

1. 加水太少

很多人煲湯煲到一半時發現水少了，不得不中途加水，這樣整鍋湯的風味就大打折扣了。前面我們談了煲湯的工具、材料，其實水也是煲湯的關鍵，沒有足夠的水，就不能將食材中的營養充分釋放出來。

一般情況下，煲湯時的加水量至少要為食材重量的 3 倍，當然，有的食材比如番茄會出水，可以略微少些。如果中途確實需要加水，也應該加熱水，不要加冷水，這樣對湯的風味影響最小。

2. 煲的時間太長

有些人煲湯習慣煲的時間長，覺得煲的時間越長，湯就越有營養，味道也越好。

其實，煲湯時間長短與選用的食材有關，如果是煲蹄膀、母雞和老鴨之類的肉湯，時間以 40 分鐘至 1 個小時為最佳，這樣既能保證口感，也能保證營養。如果是煲魚湯，時間要更短，只要湯煮到發白就可以了，因為魚肉比較細嫩，時間長了，不但營養會被破壞，魚肉也會變老、變粗，口味不佳。如果是燉骨頭湯或豬蹄湯，時間可適當延長，但也不要超過 3 個小時。

3. 想要大補亂加「料」

不少人希望通過喝湯進補，因而在煲湯時會加入一些中藥材。但不同的中藥材功效各不相同，所以如果是想選擇中藥材入湯，一定要根據身體情況擇用。比如，身體寒氣過盛的人，應選擇當歸、黨參等性溫的中藥；熱性體質的人可選擇沙參、菊花等性涼的中藥。

亂加的料還有一種，就是調料，有的人認為調料越多，湯的味道越醇厚。其實調料太多、太雜，味道會相互混雜，影響湯原有的鮮味，也影響肉本來的口感。一般來說，一種肉配合 2～4 種調料比較完美，比如煲雞湯時只需放入薑片、月桂葉和花椒即可。

4. 過早加鹽

很多人認為早點加鹽可以讓鹽完全融入食材和湯中，提升湯的口感，這是不對的。如果太早放鹽會使肉中的蛋白質凝固，不易溶解在湯中，煮出來的湯也會色澤發暗，濃度不夠。煲魚湯的時候最明顯，太早加鹽了，湯肯定不會濃白。

食材經過煲煮後質地會變鬆軟，所以鹽放得晚並不會影響入味，反而還能使肉質保持鮮嫩。一般來說最好是在快出鍋時再加鹽，加完之後略煮一下或者攪勻即可。

5. 一直大火煲湯

煲湯跟熬中藥一樣，火候很重要，該大時大，該小時就應該小，這樣才能把有效成分煲出來，口感也才會好。一般來説，開始煲湯時應該先用大火（武火）將湯煮開，然後轉為小火（文火）煲湯，使湯處於微微沸騰的狀態。如果一直用大火，會使肉中的水分流失過快，導致口感變差，湯水也會很快蒸發。

最後要注意的是，如果要在湯中加中藥，大塊的，或者是可食用的，可與食物一起煲；如果藥物較多或有明顯不適氣味，可以用紗布將藥物包好，放入湯煲中一起煮，食用時去除藥渣或藥袋。也可先將中藥煎煮，濾取藥汁，湯快煲好時再加入藥汁，以減少營養和有效成分的破壞，也能避免破壞口感。

第二章

喝湯，要跟隨季節的腳步

中醫養生講究順天應時，一年四季氣候不同，對人體的影響也各不相同，而且，春夏秋冬各有所主。在不同的季節做有重點的調養，使人體之氣順應自然之氣，才能使養生事半功倍。

春

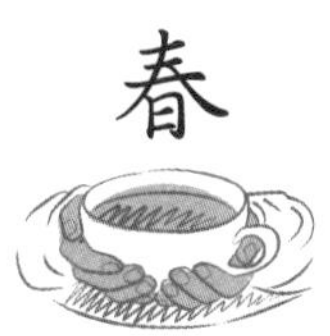

春天陽氣生發，萬物欣欣向榮。人體的五臟六腑，肝屬木，性情最與春氣相應，在這個季節也是最需要舒暢、活躍。如果肝臟功能失常，肝氣鬱結，氣血的運行就會受到影響，會出現氣滯血瘀的病症，如冠心病、高血壓、中風等。肝氣不舒影響到情緒，就會出現頭痛、急躁易怒、鼻子出血等病症。所以，春季養生的重點就是養肝，肝氣舒暢，全身氣機調暢，我們的身體健康才會有保障。

◎春季養肝正當時

《黃帝內經》上說，酸味入肝，甘味入脾。春季肝氣旺盛，如果過食酸味，就會使肝氣過旺，肝木剋脾土，容易損傷脾胃，所以在飲食方面，要適當減少酸味食物，增加甘味食物，保護脾胃功能，防止肝氣過旺。元代養生家丘處機在《攝生消息論》中就說：「當春之時，食味宜減酸益甘，以養脾氣。」就是這個道理。

春季還要注意營養全面，多吃些富含蛋白質的食物，如蛋、奶、魚、肝、豆製品等，以保證人體各組織器官功能活動的需要。少食動物脂肪性食物，多食新鮮蔬菜和水果，如萵筍（A菜心）、胡蘿蔔、芹菜、花菜、蓮藕、荸薺、芽菜、油菜、菠菜等甘淡涼潤之品，能生津潤燥，防止陽熱過亢。春季氣候乾燥易缺水，應多飲水以補充水分，促進新陳代謝。

在情志方面，中醫理論認為，肝在志為怒，怒傷肝。肝的生理特性是主疏泄，主升發，所以說人的心情舒暢、氣血調和，肝功能就正常，人體就健康無病；如果發怒或情緒激動，就會導致肝氣或肝陽升動太過，體內的氣機逆亂，氣血失調，臟腑功能紊亂，從而發生疾病。另外，若心情抑鬱，導致肝氣鬱結也會發生疾病。所以，注重調暢情志，保持心情愉悅，切忌情緒鬱悶，憤然惱怒，這是春季養生的關鍵。

在日常起居方面，《黃帝內經》給了我們很好的指導：「春三月，此謂發陳，天地俱生，萬物為榮，夜臥早起，廣步於庭，披髮緩形，以使志生。」

意思是說，春季陽氣升發，推陳出新，人們應該順應自然，保護生機，早睡早起，披散開頭髮，舒緩其形體，漫步於庭院之中，使意志升發，心情暢達，以適應春季升發疏達、向上向外宣散的特點。所以，春季我們應該早點起床，到外面呼吸新鮮空氣，進行散步、慢跑、跳舞、打太極拳等活動，也可以在天氣好的時候，到大自然中踏青賞花、遊山玩水，以鍛煉身體、怡情養性，減少疾病的發生。

◎春季喝湯宜溫補

春季天氣逐漸轉暖，即使偶爾乍暖還寒，但總的趨勢還是在逐漸回暖，此時，人體不需要太多的溫熱食物來補充能量，如果這時候還飲用過多滋補、肥膩的湯，加之運動量不足、新陳代謝緩慢，很容易在體內堆積脂肪。

春末時節，暖意融融，很多人迫不及待地換上夏裝，不過在飲食上卻不可貪涼。春季往往溫差較大，中午熱的時候貪涼，飲用冷的湯品，到了夜間，人體陰氣重的時候，胃腸往往就會出現疼痛不適。所以，春季喝湯還是選擇一些溫補的食材最合適。

銀杞明目湯，疏肝解鬱又明目

春季養生的重點就是養肝護肝，而「肝開竅於目」，肝功能正常則目光有神，視物清楚明亮。如果肝功能受損，也會在眼睛上表現出來。如肝陰不足，則兩目乾澀；肝血不足，則視物模糊，甚至會發生夜盲；肝火上炎，則目赤腫痛，畏光流淚；肝陽上亢，則頭昏目眩……所以，春季煲湯最好用一些有養肝明目功效的食材，枸杞子可謂上選。

枸杞子自古就是備受推崇的滋補品。《本草綱目》記載：「枸杞子，補腎生精，養肝……明目安神，令人長壽。」可主治肝腎虧虛、頭暈目眩、目視不清、腰膝酸軟、陽痿遺精、虛勞咳嗽、消渴引飲等症。從營養角度來看，枸杞子含有豐富的胡蘿蔔素、維生素 A、維生素 B 群、維生素 C，及鈣、鐵等眼睛必需的營養。因其擅長明目，所以俗稱「明眼子」。歷代醫家治療肝血不足、腎陰虧虛引起的視物昏花和夜盲症等眼病，常常使用枸杞子。著名的滋腎養肝方劑杞菊地黃丸，就以枸杞子為主要藥物。

春季多風，天氣乾燥，煲湯時可用枸杞子搭配銀耳。銀耳也是一味滋補良藥，其性平，味甘，具有補脾開胃、益氣清腸、安眠健胃、補腦、養陰清熱、潤燥的功效，還能提高肝臟解毒能力，起到保肝的作用。

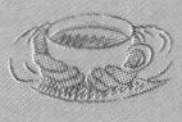

銀杞明目湯

材料：

枸杞子 15 克，銀耳 5 克，雞肝 1 個，茉莉花 24 朵，太白粉、料酒、薑汁、鹽各適量。

做法：

1. 洗淨雞肝，切成薄片，放入碗內，加太白粉、料酒、薑汁、鹽拌勻待用。
2. 泡發銀耳，去蒂洗淨，撕成小片；茉莉花、枸杞子洗淨待用。
3. 將鍋置火上，放入清水，加入以上調料，隨即放入銀耳、雞肝、枸杞子煮沸。雞肝熟時，將茉莉花撒入略煮即可。

銀耳可滋陰潤肺、生津養胃，枸杞子能滋補肝腎、益精明目，雞肝有滋補肝腎、補血養血的功效，茉莉花有理氣開鬱之功。這道湯滋陰養肝又能明目。春季經常感覺頭痛、眩暈、耳鳴、口唇乾燥、急躁易怒的人可以常煲這道湯來調理。

需要注意的是，枸杞子雖有很好的滋補作用，但不是每個人都適合服用。枸杞子溫熱身體的效果相當強，所以正在感冒發熱或身體有炎症和腹瀉的人最好不要吃。

乾燥上火，喝綠豆蓮鴿湯敗火

從寒冷的冬季過渡到溫暖的春季，氣溫逐漸升高，而且春季少雨多風，天氣乾燥，若是再加上飲食不注意、工作勞累、經常熬夜等因素，人很容易出現各種上火症狀，如眼睛紅腫澀痛、喉嚨腫痛、牙齦腫痛、口腔潰瘍及舌尖糜爛等。

引起上火的因素很多，但多與春季肝火過旺有關。除了日常生活中注意補水，保證睡眠和心情舒暢，還可以通過食療調養。這裡就介紹一款春季敗火湯——綠豆蓮鴿湯。

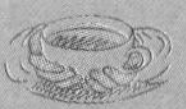

綠豆蓮鴿湯

材料：

鴿子 1 隻，綠豆 60 克，蓮子 50 克，枸杞子 20 粒，薑 2 片，鹽少許。

做法：

1. 將鴿子處理乾淨，去掉內臟及頭、腳，綠豆、蓮子洗好備用。
2. 將洗淨的綠豆、蓮子、鴿子放入湯煲中，倒入適量清水。
3. 煲至水微開時用勺子舀去表面浮沫，蓋上蓋子，調小火煲 50 分鐘。
4. 打開蓋子放入泡洗乾淨的枸杞子，再煮 5 分鐘，撒入鹽即可。

綠豆可入藥，具有清熱解暑、涼血利尿、明目降壓等功效，是不可多得的「濟世良穀」。綠豆還有排毒美膚、抗過敏的作用。容易口角長瘡、潰爛，易長痘痘，常有過敏現象的人，可以多吃綠豆。

蓮子有養心安神的功效，可以健腦，增強記憶力，提高工作效率，並能預防老年癡呆的發生。蓮子心味道極苦，但清熱瀉火的作用極佳，對調理高血壓也很有效。

為什麼還要加上鴿肉呢？因為綠豆是寒性的，蓮子也偏涼性，加上滋補的鴿肉，能中和寒涼之性，所以這款湯即使是寒涼體質或身體虛弱的人也能食用。而且，鴿肉本身就有很好的補益功效，可補肝壯腎、益氣補血，對病後體弱、血虛閉經、頭暈神疲、記憶力衰退等都有很好的調養作用。

製作綠豆蓮鴿湯時，如果家中恰好有陳皮，也可放上一兩片。陳皮就是一種橘子的皮，放置時間越久藥效越強。放在湯中同煮，能夠通氣健脾、燥濕化痰、解膩留香。

心情抑鬱，就找三花解鬱湯

有些人在春天經常會感覺火氣大，容易煩躁，有的人還會很鬱悶，其實無論是煩躁還是抑鬱，都與肝有關。《黃帝內經》中說「肝在志為怒」「怒傷肝」，肝氣不舒會影響到情緒，心情抑鬱的人往往肝臟也不好，進而形成惡性循環。對於這種情況，平時不妨多用點具有疏肝解鬱功效的中藥或食物來調理。

春季養肝除煩，素馨花是一味很好的藥，素馨花如它的名字一樣馨香素雅，是「花香之王」, 也是古代女子鍾愛的美容花，因其能夠養肝護肝、疏肝理氣、排憂解鬱，常用來治療肝區疼痛、胃痛和女性月經不調等症。

還有一種中醫常用的能夠疏肝解鬱的花，那就是我們常見的玫瑰花。玫瑰花入藥，能理氣活血、疏肝解鬱，主治肝胃氣痛、食少、噁心、嘔吐、月經不調、跌打損傷等症。與有散風熱、平肝明目功效的菊花搭配，再加入少許甘甜清潤的冰糖，就是一款很好的解鬱湯。

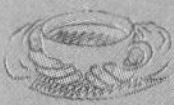

三花解鬱湯

材料：

菊花（乾）15 克，玫瑰花（乾）、素馨花各 10 克，冰糖 30 克。

做法：

1. 將兩種花乾稍浸泡洗淨，放進瓦煲內。
2. 加水 600 毫升，大火煮沸後改小火煮約 5 分鐘。
3. 最後加入冰糖再稍煮片刻即可。

這款湯是一天的量，可分 2～3 次飲用。

玫瑰花除了有疏肝解鬱的作用，還可以行氣活血。民間常用玫瑰花加糖沖開水服，既香甜可口，又能行氣活血；用玫瑰花泡酒服，還可舒筋活血，治關節疼痛。

古人有用蒸餾的方法把玫瑰花製成玫瑰純露，氣味芬芳，療效顯著。《本草綱目拾遺》中說：「玫瑰純露氣香而味淡，能和血平肝，養胃寬胸散鬱。」

用玫瑰花製成湯水來喝，能緩和情緒、消除疲勞、改善體質。對於女性來說，玫瑰花還有養顏美容的功效，經常食用可令皮膚嫩白，還能減肥。

當然，玫瑰花並非女性的專利，男性同樣可以食用。不過玫瑰花有收斂作用，如果有便秘症狀，不宜食用過多，孕婦也應避免服用。

早春感冒多發，蔥豉豆腐湯來幫忙

早春屬於季節交替的時節，天氣多變，經常在人們剛剛脱下棉衣的時候，來一場倒春寒，如果不注意及時添加衣物就會著涼感冒。另外，春季天氣回暖，早晚溫差加大，如果白天穿得比較單薄，傍晚就會感到寒冷，也容易導致感冒。而且，隨著氣溫的升高，各種病毒開始肆虐，因此春季也是流感的高發季節。

很多人一有感冒症狀就趕緊吃藥，其實感冒時如果不是高熱不退，不必急於吃藥，通過合理的飲食調養就能緩解症狀。

應對風寒感冒的第一條原則，就是多喝水，促進身體新陳代謝，儘快緩解症狀，將病邪排出體外。

第二就是注意休息，感冒後一定要保證充足的睡眠，不要熬夜，要讓身體得到充分的休息。

第三就是通過飲食進行調理。感冒後常出現食欲不振，甚至出現噁心嘔吐，所以飲食上宜清淡，忌食油膩、黏滯、燥熱之物，多吃水果、蔬菜，特別是有發熱症狀時，應當食用一些易消化、高熱量的流質或半流質食物，如稀粥、牛奶、豆漿、菜湯、果汁等。蔥、薑、蒜、辣椒、紫蘇葉、芫荽等能發散風寒、行氣健胃，可以適當食用。

下面這款蔥豉豆腐湯就能有效防治風寒感冒。

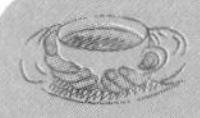

蔥豉豆腐湯

材料：

豆腐 200 克，淡豆豉 20 克，蔥白 2 根，鹽適量。

做法：

1. 將淡豆豉洗淨，蔥白洗淨拍扁切段。
2. 把豆腐略煎，然後放入淡豆豉，加清水適量，大火煮沸後，轉小火煮約 15 分鐘。
3. 放入蔥白，待飄出蔥的香氣，加鹽調味即可食用。

蔥豉豆腐湯口味清淡，具有發散風寒、芳香通竅的作用，適合初春季節感受風寒，出現頭痛、鼻塞、流清鼻涕、打噴嚏、咽喉癢痛、咳嗽、畏怕風寒等症狀者。還能促進消化、增進食欲、提高身體免疫力。但這款湯要趁熱喝才好，發汗後應注意不要吹風。

如果想更方便些，也可以直接用大蔥和生薑製成蔥薑湯服用，對風寒感冒也很有效。大蔥湯的做法非常簡單：將一根蔥的蔥白切成段，加幾片生薑，加水煮約 10 分鐘，然後加入少量紅糖，充分攪拌後就可以喝了。一天飲用數次，可以溫暖身體、促進發汗，風寒感冒初期飲用效果最好。

白玉豬小肚湯，健脾祛濕防春困

每到春季，很多人就會感覺睡不醒、睡不夠，這是由於季節交替、天氣轉暖給人們帶來的生理反應。在寒冷的冬天，為維持正常體溫，人體皮膚毛細

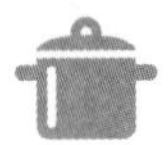

血管收縮，外周血流量減少，從而減少熱量的散失。進入春季後，隨著氣溫升高，人體皮膚毛細血管舒張，外周血流量增加，大腦供血量相對減少，人自然會犯困。而且春季人體的新陳代謝逐漸旺盛，身體耗氧量增加，大腦供氧量必然顯得不足，也會讓人容易困倦。

另外，中醫認為，春應肝，此時肝氣旺盛，而肝屬木，脾屬土，肝木過盛就會剋脾土，導致脾失運化，身體的水濕要靠脾來運化，脾失運化，就會導致水濕內停。再加上春季陰雨綿綿，內外濕邪困阻脾陽，人就容易疲乏、嗜睡、身體沉重。

要想消除春困，除了早睡早起、多做戶外運動，建議大家也要注意健脾祛濕，可以進行飲食調理。

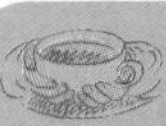

白玉豬小肚湯

材料：

白茅根、玉米鬚各 60 克，紅棗 10 枚，豬小肚 500 克，太白粉、鹽各少許。

做法：

1. 豬小肚處理乾淨，切塊，用鹽、太白粉攪拌一下，再用清水沖洗乾淨，先放入開水鍋煮 15 分鐘，取出後用清水沖淨。
2. 白茅根、玉米鬚洗淨，裝入紗布袋中，用清水稍浸泡片刻，然後與豬小肚一起放進瓦煲內，加入去核的紅棗。
3. 瓦煲內加入清水 800 毫升（8 碗水量），大火煮沸後，改用小火煲 2 個小時，加入適量鹽調味即成。

白茅根、玉米鬚都有清熱生津、利水消腫、祛濕除黃的功效；豬小肚即豬的膀胱，性平，味甘鹹，入膀胱經，可補腎、縮尿，與白茅根、玉米鬚相配，利水而不傷腎；紅棗性味甘溫，能補脾利水，既可增加本湯利水之力，又可使湯味清香可口。此量可供 2～3 人用。對春雨綿綿之際肢體困重有緩解作用。

豬肝菠菜湯，補血養肝的春季滋補湯

春季正是養肝的季節，肝主藏血，所以養肝就是在養血。豬肝菠菜湯就是一道最適合春季飲用的補血養肝湯。豬肝，性甘、苦、溫，歸肝經，能補肝明目、養血補血。而且從現代營養學角度看，豬肝中含有豐富的鐵、磷，也是人體造血不可缺少的原料。

菠菜是春季的應季菜，此季節味最鮮美。菠菜中含有大量的β胡蘿蔔和鐵，也是維生素 B_6、葉酸、鐵和鉀的極佳來源。其中豐富的鐵能改善缺鐵性貧血，常吃能令人面色紅潤。此外，中醫認為青色入肝，菠菜則是青色食物的代表，有很好的清肝火、養肝血的功效。豬肝和菠菜一起煮湯，既能補血養肝，還可清火明目。

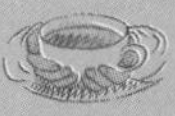

豬肝菠菜湯

材料：

菠菜 500 克，豬肝 200 克，生薑 3～4 片，油、鹽適量。

做法：

1. 豬肝切薄片，放清水裡浸泡 30 分鐘，中間換水 3 次，撈出後放少許鹽和薑片拌勻。
2. 菠菜切去根部，清洗乾淨，切成兩段，入沸水中燙一下，撈起，沖洗乾淨。
3. 重新燒一鍋水，水開後，放進菠菜，淋入少量油，大火煮開，倒入豬肝片和薑片，煮至豬肝變色，放鹽調味即可。

製作豬肝菠菜湯時要注意，豬肝是豬體內的排毒器官，難免會殘留一些毒素，煮湯前，應充分浸泡，以去除毒素。菠菜雖富含各類營養成分，但含較多的草酸，草酸能夠與人體中的鈣直接作用，形成草酸鈣沉澱，影響人體對鈣的吸收。因此，做湯時要先將菠菜放入沸水鍋內燙一下，再立即撈出放入涼水中降溫，此焯水過程可去掉菠菜中大部分的草酸，口感也會更好。放入涼水中降溫也能保持菠菜的翠綠。

另外，如果用清雞湯或豬骨湯做湯底，可使湯味更加鮮美，菠菜和豬肝也更入味。

不過，豬肝菠菜湯雖可補血養肝，但如果是貧血者，也不能單純用食療代替治療，食療只有改善的作用，還是要以治療為主。豬肝的膽固醇含量較高，所以肝病、高血壓和冠心病患者應少食。

夏

中醫認為，心與夏季相應，而夏季屬火，火氣通心，易消耗心臟的陽氣，讓心氣渙散。另一方面，天熱人易出汗，汗為「心之液」，出汗過多也會消耗心陰。故夏季有心臟病的人如果不注意調養，多半會病情加重。其實不管有沒有心臟病，夏季養生都要特別注意養心。

◎夏季，清淡飲食降心火

夏季炎熱，人體多汗，鹽分會隨汗液流失，若心肌缺鹽，心臟搏動就會出現失常。中醫認為，夏季宜多食酸味以固表，多食鹹味以補心。煮湯時，可以適當多放些鹽，午餐前趁熱喝下，在潮濕悶熱的天氣中，可以起到發汗並補充體內鹽分的作用。

夏天悶熱、潮濕的氣候容易影響人體的臟腑功能，特別是消化吸收功能，這個時候則宜選用清淡原料做湯。

很多人一到夏季就會出現食欲不振、厭食等問題，此時可以適當選擇有助消化、解暑的食材來製作湯羹，例如可以鴨肉、鴿肉、魚肉為主料，配以菇菌類、果蔬等煲湯，再適當添加點大蒜、洋蔥等調味。

夏季各種水果、蔬菜成熟，應當多食。有人夏季偏愛苦瓜，認為能清火，不過，苦瓜是苦寒的，脾胃虛寒、經常腹瀉、胃怕涼的人不宜多吃。另外，荔枝、芒果、鳳梨等水果是偏熱性的，也不能吃太多。

◎夏季飲食忌冰冷、寒涼

夏季天氣炎熱，人們吃冷飲會比較多。要注意的是，吃寒涼的食物一定要適可而止，不要一次吃得太多，否則很容易傷脾胃，引起腹瀉、頭暈等症狀，天氣越熱，這種狀況就越明顯。中醫認為小孩是純陽之體，體質偏熱，所以喜歡吃涼的，因此更應注意控制食用量或次數，因為寒涼太過很容易傷及孩子的脾胃。

民諺有「冬吃蘿蔔夏吃薑，不找醫生開藥方」，這是很有道理的。夏天天熱，人們食用寒涼食物過多，適當吃些薑，能夠起到溫脾陽、散寒濕、和中發表的作用，讓身體陽氣不至於損失太多。淋了雨後，也可喝些薑糖水、藿香正氣水等，以排出寒氣，防止寒濕入侵身體導致各種疾病。

鮮蝦仁冬瓜湯，消暑清熱過夏天

夏季天氣炎熱，人體會出現很多不適症狀。夏季養生最重要的就是消暑，喝湯也要以消暑、除煩、清熱、生津為主。中醫有「春夏養陽」的說法，因為夏季炎熱，很多人都不注意養護陽氣，很容易出現陽虛的問題，到了冬季就會引發疾病，所以清暑熱的同時要兼顧養陽。

用鮮蝦仁與冬瓜一同煲湯，味道鮮美清潤，既能清熱、解暑、生津，又能益氣養陽，而且男女老少皆宜，實在是夏季家庭養生的必選湯品。

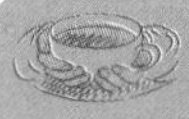

鮮蝦仁冬瓜湯

材料：

蝦仁 150 克，冬瓜 1000 克，豬排骨 400 克，生薑 3 片，鹽適量。

做法：

1. 冬瓜洗淨、削皮、去仁，切塊；蝦仁洗淨；豬排骨洗淨，剁成段，入冷水鍋中煮去血水後撈出沖淨。
2. 鍋內加入清水 2000 毫升，加入冬瓜、排骨和生薑，大火煮沸後改為小火煲 30～40 分鐘；待冬瓜、排骨都熟透後，放入鮮蝦仁，大火煮熟後加入適量鹽調味即可。

冬瓜雖名為「冬瓜」，卻是最適合夏季食用的瓜。其性寒、味甘、淡，既能清熱解毒，又能生津止渴，有消暑濕、養胃陰、滌穢、行水消腫、除煩止渴等多種功效，而且冬瓜熱量低，水分多，富含蛋白質、碳水化合物、胡蘿蔔素、粗纖維、多種維生素及微量元素，營養豐富。其中含有的丙醇二酸物質，有助於抑制人體內糖類轉化為脂肪，從而阻止體內脂肪堆積，對於防止發胖具有重要作用，因而冬瓜也是減肥佳品。

蝦仁性溫味甘，入肝、腎經，具有補骨壯陽、養血固精、益氣滋陽、化瘀解毒的功效，適合有腎虛陽痿、遺精早洩、筋骨疼痛、手足抽搐、身體瘦弱和神經衰弱等症狀的人食用。

豬排骨能補肌潤燥，生薑可以去腥醒胃，與上述食材一起煮湯，既能清暑熱，又可養護陽氣，很適合夏季食用。

冬瓜性寒，所以脾胃氣虛，經常腹瀉便溏、胃寒疼痛的人要少食用；女性月經期間和寒性痛經者也應少吃。

暑熱煩悶，荷葉綠豆湯帶來清爽

暑熱來襲，往往讓人心情煩躁、不思飲食，這時不妨來碗荷葉綠豆湯。

中醫認為荷葉「色清味香，不論鮮乾，均可藥用」，能「散瘀血，留好血，令人瘦」，可消暑利濕、健脾升陽。荷葉鮮品、乾品均可入藥，常用於治療暑熱煩渴、暑濕泄瀉、脾虛泄瀉以及血熱引起的各種出血症。

中醫上還把荷葉奉為減肥消脂的良藥，常用於治療肥胖症。這是因為荷葉中的生物鹼有降血脂的作用，服用後可在人體腸壁上形成一層脂肪隔離膜，有效阻止脂肪的吸收。古書記載：「荷葉服之，令人瘦劣。」想減肥的人可常以荷葉入膳，效果顯著。

綠豆也是很好的解暑佳品，民間歷來就用綠豆湯解暑。無論大人小孩，喝綠豆湯都可以祛除體內的暑熱，預防中暑。中醫還認為綠豆可解百毒，能幫助排泄體內毒素，促進機體正常代謝。對於高血壓、高脂血症，食用綠豆也能起到一定的控制作用。

用荷葉和綠豆一起熬湯，消暑去火的功效非常好，想要控制體重的人，夏季也可以經常食用。

有人覺得綠豆很難煮，其實是沒有掌握方法，有一個辦法可以將綠豆快速煮爛：將綠豆洗乾淨，放入保溫瓶中，倒入開水蓋好。2～3 個小時後，綠豆粒會脹大變軟，拿手掐掐看軟不軟，如果軟了再下鍋煮，就很容易在較短時間內將綠豆煮爛。

如果是用綠豆湯來解毒，不要煮得太爛，煮沸 5 分鐘，待湯汁變綠，取湯喝即可，不要吃綠豆。

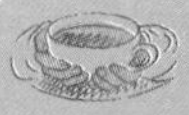

荷葉綠豆湯

材料：

乾荷葉 10 克，綠豆 50 克，白糖適量。

做法：

1. 鍋中加入適量冷水，放入洗淨的乾荷葉，再倒入綠豆。
2. 加蓋，用大火煮開，小火燉煮約 30 分鐘。
3. 將荷葉撈出不要，繼續煮至綠豆開花，加入白糖攪勻，出鍋放涼後食用。

這道湯中，綠豆和荷葉都偏寒涼，不適合長期飲用，否則會傷害脾胃。脾胃虛弱、經常腹痛腹瀉的人最好不要喝，女性月經期間也不宜喝。用來消夏，健康人每週喝 2～3 次即可，熱性體質易上火的人可以適量增加。

夏季氣虛汗多，黨參烏雞湯可調養

夏季天熱出汗是人體調節體溫的正常機制，但如果動輒出汗，比如有的人稍微一運動就大汗不止，汗珠滾滾而下；有些中老年人出汗後還常常伴有頭暈、氣短、食欲不振、困頓疲憊等症狀，這種情況就要注意，很可能有氣虛的問題。

中醫認為，動輒出汗多為氣虛，汗孔開合失職、統攝無權所致，也就是所謂的「肺氣不足、衛陽不固」。出汗過多，最易傷津耗氣，特別是對於身體較虛弱，或平時很少進行體育運動的人來説，如果偶爾運動後出汗過多，會降低

身體對外界的抵抗力，容易著涼感冒，還會引發關節、腸胃不適等。

現代人氣虛的狀況很普遍，引起氣虛的原因很多，如工作壓力大、長期精神緊張、缺乏運動、起居不規律等。此外，性格內向、情緒不穩定、容易激動或情緒常處於低谷等，也會影響到身體的氣機，出現氣虛等問題。

要調理氣虛引起的多汗應以益氣補氣為主。中醫上常推薦服用補中益氣丸、生脈飲以培土生金、益氣斂汗，或嚼服西洋參、人參等。不過這些都需要在醫師的指導下進行。日常飲食中，則可以食用些補氣的藥膳來進行調理。比如可以自製黨參烏雞湯。

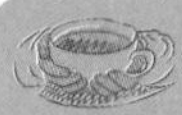

黨參烏雞湯

材料：

黨參 10 克，烏雞（母雞）半隻，乾山藥 10 克，沙參 10 克，乾香菇 3 朵，紅棗 5 枚，生薑 3 片，鹽適量。

做法：

1. 烏雞處理乾淨，焯去血沫備用。
2. 將烏雞與上述其他原料（鹽除外）一同放入鍋中，小火2小時，加鹽調味即可。

黨參是一種很好的補氣中藥材，具有補中益氣、健脾益肺的功效，對脾肺虛弱、氣短心悸、食少便溏、虛喘咳嗽、內熱消渴等有調理作用。烏雞具有滋陰清熱、補肝益腎、健脾止瀉等作用，可延緩衰老、強筋健骨。將烏雞和黨參

一起煲湯，可以益氣固表、補中和胃，對於氣虛者有一定的斂汗作用，尤其適用於產後虛胖多汗的女性及體弱的老人。

黨參補氣作用較好，一般人都可服用，除了做成藥膳，也可單獨用於調

補，比如做成黨參膏。做法很簡單：將黨參切片煎煮，小火煮至藥汁稠厚時，加入與黨參等量的蜂蜜，趁熱攪勻成膏狀即成。每天早晚用溫開水沖服一湯匙，服用一段時間，補氣效果會比較明顯。

天熱無食欲，就喝番茄金針蛋花湯

一到夏季，很多人都會沒食欲，胃口不好，精神也差，身體容易疲倦，有的人體重還會明顯減輕，嚴重的還會感覺到頭暈、胸悶、噁心，這就是我們常說的「苦夏」。

苦夏症狀具有「春夏劇，秋冬瘥（病癒）」 的特點，秋涼後就會痊癒。容易得苦夏病的人，一般平時就腸胃之氣不足，胃腸功能較差，所以到了盛夏炎熱季節暑氣當令時，就會因為暑熱傷了元氣而患病。

由於苦夏是腸胃的消化吸收功能較弱所致，所以最適合通過飲食進行調理，要適量減少主食，少吃油膩食物，以減輕胃腸負擔。夏天時心火大，可適當吃些苦味食物，因為苦味食物既能降瀉心火與暑熱，又能抑制暑濕，起到健脾利胃、增強胃腸的作用。此外，苦味食物還具抗菌消炎、解熱消毒、助消化、增食欲、提神醒腦、消除疲勞等作用。常見的苦味食物有苦瓜、苦菜、蒲公英、苦筍、蓮子心等。

具有消暑熱作用的食物，如綠豆、冬瓜、絲瓜、荸薺、楊梅等，對預防苦夏有良好的作用。還有一種最常見也是最應季的蔬菜——番茄，其味甘、酸，性涼，微寒，能清熱止渴、養陰、涼血，具有生津止渴、健胃消食、清熱解毒、涼血平肝、增進食欲的功效，對食欲不振有調理作用。可以做成湯來飲用，清涼美味。

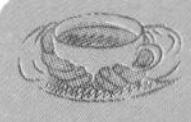

番茄金針蛋花湯

材料：

中等大小的番茄 2 個，金針菇 1 小把，香蔥 1 棵，大蒜 2 瓣，雞蛋 1 個，鹽、太白粉水、香油、植物油各適量。

做法：

1. 金針菇洗淨，擠乾水分，切成段；番茄洗淨切成小丁備用；香蔥切蔥花，大蒜切末，雞蛋打散至表面出現一層小泡泡。
2. 炒鍋中加入 1 小勺植物油，爆香蔥花後，下入番茄丁，煸炒至出現湯汁。
3. 鍋中加入適量開水，大火煮開後加入金針菇，再次煮開後下太白粉水勾芡。
4. 加入適量鹽調味，再次煮開後下入打散的雞蛋，順同一方向推出蛋花。
5. 最後加入蒜末，推勻關火，出鍋前滴幾滴香油即可。

這道湯其實就是我們常喝的番茄蛋花湯再多加一樣食材——金針菇。為什麼要加金針菇呢？中醫認為，金針菇能利肝臟、益腸胃、增智慧、抗腫瘤。

金針菇柄中又含有大量食物纖維，可以吸附膽酸，降低膽固醇，促使胃腸蠕動。雖其性寒，但用來做湯，經過開水烹煮，可以中和其寒性，一般人都能食用。而且加入金針菇也使湯的營養更加豐富，口感更鮮美。

需要注意的是，金針菇中含有一種有害物質——秋水仙鹼，所以一定要煮熟再吃，否則容易引起中毒。

心煩氣躁，烏梅湯幫你養心

夏季氣溫升高，有時候還伴有潮悶，人很容易心煩氣躁，就算待在冷氣房裡，還是會覺得心神不安。這是因為夏季屬火，火氣通於心、心性為陽，人體的陽氣在這個時候也處於旺盛階段，所以夏季的炎熱最容易干擾心神，使心神煩亂，總覺得心裡不得安寧。而心煩會使心跳加快，心跳加快則會加重心臟的負擔，誘發疾病，所以夏季也是心臟病多發季節，要注意養心。

養心應先做到心靜，因為「心靜自然涼」，但做起來可不容易。想要心靜，首先應該懂得清心寡欲，心中少一分欲望，就會少一分煩惱，就不會傷及心臟。另外，閉目養神也是養心的好辦法，可以幫助人排除雜亂的心緒。

心火過旺時可吃些味苦食物以削減心火。雖然夏季炎熱，飲食也不可過寒，因為人體實際處於外熱內寒的狀態，冷食吃多了易傷脾胃，會引起吐瀉。

這段時期出汗較多，可以多食酸味以固表，烏梅湯就是很好的解渴消暑聖品。

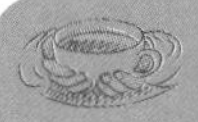

烏梅湯

材料：

乾烏梅 15 顆，山楂 20 克，桂花 2 克，甘草 10 克，冰糖 30 克。

做法：

1. 乾烏梅和山楂先加水泡開。
2. 將泡開的烏梅和山楂連同桂花和甘草用紗布包起來，放入砂鍋中。
3. 加適量水，用大火煮沸，再加入冰糖後用小火熬煮 3 小時以上，大約熬去一半水量時出鍋，放涼後飲用。

《本草綱目》中說用烏梅「煎湯代茶喝」可以治「泄痢口渴」。加入了山楂、甘草的烏梅湯不僅可以解口渴，去五心煩躁，也有很好的消食解膩作用。

烏梅雖能開胃除煩，但也需要注意一些禁忌。感冒發熱、咳嗽痰多者，患有痢疾、腸炎的人，及女性在生理期及產前、產後都要少食烏梅。

此外，像茯苓、麥冬、小棗、蓮子、百合、竹葉、柏子仁等，都有不錯的養心作用，可根據情況在醫師指導下做成藥膳調理身體。

秋

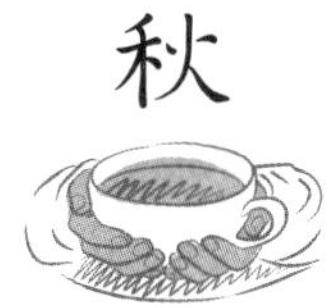

秋天是大自然陽氣漸衰、陰氣漸盛的季節，這個時節的氣候特點是乾燥，多風多塵，天氣變化較劇烈。乾燥最容易傷害人的肺氣，肺氣屬於人體衛氣。衛氣簡單地說，就是指防衛免疫體系，以及消除外來和機體內生的各種異物的功能。衛氣不足，免疫力下降，自然容易受到病邪侵襲，導致發生疾病。所以秋季養生的重點是預防和消除肺燥，讓肺氣舒暢。

具體說到秋季飲食方法，總的原則是要適當增加酸味的食物，避免辛辣食物。《黃帝內經・素問・藏氣法時論》中就說：「肺主秋……肺欲收，急食酸以收之，用酸補之，辛瀉之。」酸味有收斂的作用，能夠保證肺氣不發散過多，從而起到補肺的作用；相反，辛味有發散作用，瀉肺氣。所以秋季要盡可能少吃辛辣食物，比如蔥、薑、辣椒等，煲湯時也要少放蔥、薑。

滋陰潤肺是秋季的首選食物，可適當食用芝麻、糯米、白米、蜂蜜、枇杷、鳳梨、乳品等性質柔潤的食物，以益胃生津。

飲食清淡，多吃蔬菜水果，如菠菜、青花菜、小白菜、芹菜、茼蒿、莧菜、蓮藕、胡蘿蔔、蘋果、柚子等。多吃綠色蔬菜和深色蔬菜可以補充足夠的維生素和胡蘿蔔素。少吃辛辣燥熱食物，以防肺燥傷及肝氣。

秋季乾燥，所以不可忽視補水。我們身體的水有很大一部分是通過皮膚蒸發流失掉的，卻很容易被忽視。初秋時仍有夏的高溫，皮膚很容易變得乾燥，因此要多補充水分。喝湯就是很好的補水方式。

另外，民間有「秋冬進補」的傳統，秋季確實是進補的好季節，但是進補之前最好先調理脾胃，讓自己的身體適應了，再開始進補。如果是在初秋，進補不宜過於滋膩，可適當食用具有健脾、清熱、利濕作用的食物，如山藥、鴨肉、豬瘦肉、鯉魚等，調理好了脾胃，後面進補才會吸收得好。

玉竹老鴨湯，滋陰潤肺最宜秋季進補

秋季煲湯養生，鴨肉是不錯的選擇。鴨肉性涼，有補虛勞、滋五臟、清虛熱、養胃生津、清熱健脾等功效。很適合秋季體內有熱、易上火的人食用，特別是發低熱、體質虛弱、食欲不振、大便乾燥和水腫的人食用，調理效果最好。從營養學角度來看，鴨肉中的脂肪含量低，而且易於消化，不會使人發胖，也很合適心腦血管疾病患者煲湯食用。

説到滋陰潤燥，鴨肉的最佳搭配非玉竹、沙參莫屬。玉竹有養陰潤燥、生津止渴的作用，最適合燥熱咳嗽、咽乾口渴的人及糖尿病患者食用，無論是煲湯，還是煮粥、泡茶都非常適宜。沙參也是清熱養陰、潤肺止咳的常用中藥，像氣管炎、百日咳、肺熱咳嗽、咳痰黃稠這些問題，用它調理再好不過。

中醫將沙參分為兩種，即北沙參和南沙參。北沙參養陰潤肺、益胃生津；南沙參功用與北沙參相似，但效力較北沙參弱。平常煲湯可選用北沙參。

此外，麥冬、百合、川貝母等都有滋陰潤燥的功效，而且藥味都不濃，很合適秋季煲湯用。

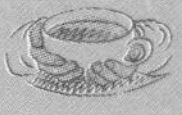

沙參玉竹老鴨湯

材料：

北沙參 15 克，玉竹 10 克，老鴨* 1 隻，老薑少許。

做法：

1. 將北沙參和玉竹用清水清洗乾淨，北沙參瀝乾備用，玉竹用清水浸泡 30 分鐘，老薑去皮切成片。
2. 洗淨老鴨，剁成大塊，一隻鴨子大約剁成 8～10 塊，用清水洗淨鴨塊，瀝乾水分。
3. 把鴨塊放入湯鍋中，一次性倒足清水，不要蓋蓋子，大火加熱，水開後舀去浮沫。
4. 蓋上蓋子，改成小火煲 30 分鐘，關火，用勺子舀去湯面上的鴨油，放入北沙參、玉竹和薑片，再蓋上蓋子，繼續煲 1.5 小時。食用前放鹽調味即可。

沙參、玉竹兩藥合用，滋補養陰力大，此湯滋陰潤肺，是秋季不可多得的進補佳品，常喝還能養顏、抗衰老。

這道湯除了使用老薑，沒有加其他調料。沙參略帶甜味，玉竹本身藥味不大，而且都融在了鴨肉和湯中，味道非常鮮美。

煲這道湯的時候，也可以加入幾段甜玉米，以及馬蹄、蜜棗，湯水就會變得清甜，更適合女性和孩子食用。

*註：老鴨指放養兩年以上的鴨子。

貼心小叮嚀

鴨肉性涼，沙參、玉竹也都是性涼之物，所以如果是身體虛寒，經常胃部冷痛、腹瀉清稀、腰痛及寒性痛經的人不要食用。感冒期間也要避免食用。

雪梨銀耳湯，生津潤肺止燥咳

秋季，隨著天氣漸涼，許多人會出現乾咳的症狀，這類乾咳一般是少痰，咳得厲害時還會痰中帶血，常伴有口渴、咽乾、鼻燥、皮膚乾燥等症，中醫稱之為秋燥。

《黃帝內經•素問•生氣通天論》中說：「秋傷於燥，上逆而咳。」秋季燥邪當令，燥邪襲肺，肺為嬌臟，肺氣壅遏不宣，清肅之令不行，氣道不利，肺氣失宣，就會上逆而咳。從西醫角度看，秋季寒涼，早晚溫差大，人體對外界變化的調節範圍增大，機體的代謝開始由旺盛轉為低潮，特別是先天稟賦不足之人或平時就有慢性肺部疾病，如慢性支氣管炎、哮喘、咽喉炎的人，就更容易導致咳嗽頻發。

此外，秋季乾燥，粉塵較多，空氣中枯草等過敏物質也較多，均可引起咳嗽。預防和緩解秋季燥咳，在飲食上要以清淡滋潤為主，少食蔥、薑、辣椒、韭菜、羊肉等辛燥之品，要多喝水，多吃一些潤肺的瓜果和食物，如鴨梨、橘、柑、白蘿蔔、蜂蜜、白米、乳品、銀耳、豆製品等。雪梨銀耳湯就是很好的清肺潤燥之品。

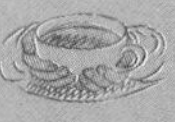

雪梨銀耳湯

材料：

銀耳 10 克，雪梨 1 個，紅棗 5 枚，冰糖適量。

做法：

1. 把銀耳用水浸泡 30 分鐘，再把泡發好的銀耳擇洗乾淨、撕成小片；雪梨洗淨，連皮切成小塊。
2. 把雪梨、冰糖、紅棗、銀耳放入湯鍋中，加適量水，大火煮沸後轉小火慢燉 15 分鐘左右即可。

雪梨銀耳湯的做法雖然簡單，但食療功效卻很高。雪梨具有下火、除痰、解毒、潤肺、止咳的功效，而且富含人體所需的多種維生素等。在秋季雪梨上市的季節，每天吃上 1～2 個，能預防燥咳。

銀耳被稱為「窮人的燕窩」，它具有潤腸益胃、補氣和血、補腦、提神、美容等功效，對秋季常見的肺熱咳嗽、肺燥乾咳、大便秘結等症有很好的緩解作用。

雪梨銀耳湯非常適合經常咳嗽、便秘的人，而且還能提高身體免疫力，常吃可讓人少生病。

秋天的燥咳，有溫燥與涼燥之分，一般以中秋節為界線。中秋以前有暑熱的餘氣，故多見溫燥；中秋之後，秋風漸緊，寒涼漸重，故多出現涼燥。雪梨銀耳湯主要針對溫燥咳嗽。

蓮藕豬腳湯，滋陰補血又養顏

秋季天氣乾燥，飲食上應以養陰清熱、潤燥止渴、清心安神的食物為主。藕就是當令滋補佳品之一。

立秋過後，鮮藕上市。蓮藕生食，能清熱潤肺、涼血行瘀，榨汁更好。古人常以鮮藕汁、鮮梨汁、鮮荸薺汁、甘蔗汁等混合，用於治療熱病口渴傷陰、焦躁難解。蓮藕熟吃則可健脾開胃、止瀉固精。此外，蓮藕有清肺止血的功效，很適合肺病患者食用。

鮮藕含有豐富的鈣、磷、鐵及多種維生素，特別是含鐵量較高，頗適合缺鐵性貧血患者食用。蓮藕的含糖量不算很高，但維生素 C 和膳食纖維含量較高，對於肝病、便秘、糖尿病等有虛弱之症的人都十分有益。藕中含有豐富的維生K，具有止血作用，對於血瘀等各種血症都有輔助食療作用。

蓮藕的營養和食療價值不勝枚舉，故民間 有「新採嫩藕勝太醫」的說法。秋季滋養，可將蓮藕與豬蹄、紅棗等一同燉煮。

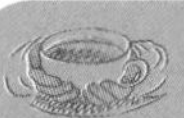

蓮藕豬蹄湯

材料：

蓮藕 1 節，豬蹄 1 個，紅豆 50 克，紅棗 6 枚，陳皮 1 小塊，鹽適量。

做法：

1. 蓮藕洗淨去皮，削去藕蒂，切塊備用。

2. 豬蹄去毛洗淨，焯水後備用。
3. 湯煲中加適量水煮沸，放入豬蹄、紅棗（去核）、紅豆、陳皮、蓮藕，用大火煮 10 分鐘，再改小火煲 3 小時，待香味溢出，加鹽調味即可食用。

蓮藕新鮮香甜，配上豬蹄，肉香濃郁，是秋季微寒之時很好的滋補品。血氣虛弱、常感頭暈、消瘦體弱者最適合飲用。且此湯補而不燥，秋季可經常飲用。

需要注意的是，烹調蓮藕時不要用鐵鍋，以防鮮藕變色。將去皮後的藕放在稀醋水中浸泡 5 分鐘後撈起瀝乾，就可保持其玉白水嫩不變色。另外，我們平時食用蓮藕時，往往把藕節棄之不用，其實，藕節是一味很好的止血藥。將藕節搗碎後加適量紅糖煎服，對各種出血，如吐血、咳血、尿血、便血、子宮出血等症有一定的輔助療效。

鮮藕雖然能清熱潤肺，但其性偏涼，所以脾虛胃寒者、易腹瀉者，都不宜食用生藕。藕有涼血作用，所以產婦最好是等到產後 1～2 周後再吃藕比較適宜，以免影響惡露排出。

桂棗山藥湯，秋季養脾胃首選

深秋時節，天氣開始由涼爽過渡到寒冷，每當此時，平時脾胃就比較虛弱的人就會出現胃痛等症狀。加上天氣漸冷，人們的戶外運動減少，新陳代謝緩慢，也會影響脾胃功能。所以，深秋時節學會養胃護胃非常重要。

要想腸胃好，首先要減輕它的負擔，飲食不宜過飽。古語說「少食增壽」「若要身體安，常帶三分饑和寒」。唐代著名醫學家孫思邈活到 101 歲，在現代都算是很高壽的，他的長壽秘訣就是「腹中食少，心中事少」。

再就是飲食要有規律，《黃帝內經》中說「飲食有節」，按時吃飯，別饑一頓飽一頓，顧不上就不吃了。另外，中醫認為，五臟各有所喜，五味分入五臟，長期過量食用某一種食物，就會造成相應臟腑的功能損傷，從而導致疾病。所以飲食均衡也是很重要的。

下面介紹一款適合秋季養脾胃的湯——桂棗山藥湯。

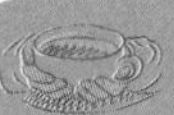

桂棗山藥湯

材料：

紅棗 12 枚，山藥 100 克，桂圓肉 20 克，白糖適量。

做法：

1. 紅棗泡軟，山藥去皮、切丁後，一同放入清水中煮開。
2. 待山藥煮至熟軟後，放入桂圓肉及白糖調味。
3. 煮至桂圓肉散開後，即可關火盛出食用。

山藥味甘，性平，歸脾、肺、腎經，有補脾養胃、生津益肺、補腎澀精的功效。

桂圓又名龍眼，味甘，性平，可補益心脾、養血安神、潤膚美容，中老年人和體虛的人在秋冬季節經常食用，可補氣血、恢復元氣、抵禦風寒。

紅棗味甘性溫，歸脾、胃經，可補脾益氣、養血安神，民間有「一天三棗，終生不老」的說法。

這三種湯材都是亦藥亦食之物，又都有補脾養胃的作用，一起煲湯，不僅補益的作用加倍，而且香甜適口。中醫認為甘味入脾，所以這道湯補脾胃的作用是非常顯著的。

不過，這道湯所用原料都含糖分，所以糖尿病患者不宜食用。另外，紅棗不可過量，否則會有損消化功能，造成便秘等症，吃多了也會脹氣，所以腸胃不好的人一定不能多吃，每週 1～2 次即可。

木瓜胡蘿蔔玉米湯，讓皮膚不乾燥

秋高氣爽，本是很愜意的時節，然而很多人一到了這時都很苦惱，因為經常出現皮膚乾燥，甚至會起皮屑、發癢。這主要是身體津液不足，也就是缺水造成的。這時我們要注意為身體補水，可以食用一些具有滋陰生津功效的食物，常喝木瓜胡蘿蔔玉米湯就有很好的改善作用。

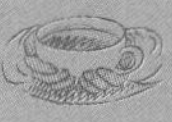

木瓜胡蘿蔔玉米湯

材料：

青木瓜 250 克，胡蘿蔔 1 根，甜玉米 1 根，帶皮豬肉 250 克（要挑瘦肉多的部分），雞爪 1 對。

做法：

1. 將豬肉、雞爪洗淨待用。
2. 鍋中加清水，將豬肉、雞爪放入鍋中，待水燒開後舀去浮沫。
3. 然後加入木瓜、胡蘿蔔和玉米，小火熬煮 1.5 小時即可。

木瓜素有「百益果王」之稱。李時珍《本草綱目》中說：木瓜性溫味酸，平肝和胃，可舒筋絡，活筋骨，降血壓。木瓜所含營養也很豐富，特別是其中所含的齊墩果成分，在護肝降酶、抗炎抑菌、降低血脂上都有很好的功效。胡蘿蔔素有「小人參」之稱，其性溫味甘，有健脾消食、補肝明目、清熱解毒、透疹、降氣止咳等功效，對小兒營養不良、麻疹、夜盲症、便秘、高血壓、腸胃不適、飽悶氣脹等都有調理作用。玉米有調中開胃、益肺寧心、清濕熱等功效。

這道湯做法簡單，味道清甜，非常滋潤，材料也都是應季食物，很適合在乾燥的秋天喝。

冬

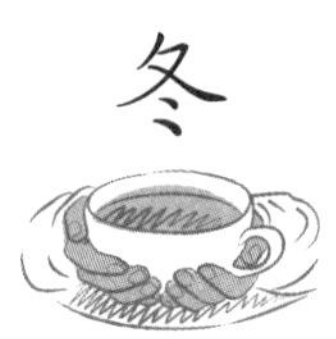

諺語有「冬季進補，開春打虎」，意思是說，冬季適當進補，來年身體就會強健。

為什麼偏偏要在冬季進補呢？這是因為冬天屬於「閉藏」的季節，腎主封藏，所以冬季進補其實就是要養好腎，使腎精更為充盈。「腎為作強之官」，身體的活動都需要腎提供動力，腎好，來年身體就好，就能少得病，這其實也體現了中醫未病先防的思想。

冬季進補，總的來說，要遵循四個原則。

1. 益陰助陽

在五味中，鹹味入腎。冬季腎經旺盛，如果吃得太鹹，則會傷腎。腎被傷，不能上滋心陰，就會引動心火。因此冬季應少食鹹，多食苦，以清心火，養腎水。冬季寒冷，飲食切忌黏硬、生冷，因為此類食物屬陰，多食會損傷脾胃之陽，進而損及腎陽。一般來講，冬季應當遵循「秋冬養陰」的原則，即食用益陰助陽、熱量較高、易於消化的膳食為宜。

2. 多吃水果蔬菜

儘管現在冬季可以吃到各種新鮮的蔬果，但對身體來說，吃應季的食物才能起到補養的作用。《黃帝內經》裡有句話叫「司歲備物」，指的是人應遵循大自然的陰陽氣化來採備進食。這也符合「天人合一」的理念。

關於冬季吃應時蔬菜，還有一個故事。有一年冬天，孔子的兩個學生子

路、顏回都來看望老師。子路背了一袋春筍，孔子只看了一眼，沒有表現出特別高興的樣子。而顏回挑了一擔蘿蔔和白菜來，孔子就很開心。子路說：「老師，我好不容易給你找了一袋春筍，你不滿意，顏回就一擔蘿蔔白菜，你怎麼那麼高興啊？」孔子說：「子路呀，寒冬是主收藏的，春筍有升發的作用，會把人體的陽氣都散發出去了，還怎麼過冬啊？顏回挑來的蘿蔔白菜，都是冬季的時令菜，我當然高興了。」

實際上，這個故事很好地闡釋了孔子曾說過的一句話——「不時，不食」，這就告訴我們，自古懂得食療養生的人都講究不符合節氣的菜儘量別吃的原則。我們今天追求健康，也不能忘了這條原則。

3. 運脾進補

冬季經常是每過一個節氣，氣溫就驟降幾度，外界溫度降低，如果身體沒做好保護，容易使脾受寒，脾受寒困，其運化功能就會受到影響。「虛則補之，寒則溫之。」故冬季食療應注意補陽運脾。白米、蓮子肉（去心蓮子）、芡實、鱔魚、鰱魚、鯉魚、白帶魚、蝦等食物都有利於脾發揮運化功能，可適當多吃。

4. 不可盲目進補

冬季進補要適可而止，進補太過容易引起胃肺火盛。吸收不好者容易引起上呼吸道感染、扁桃腺及口腔潰瘍、腎虛、腎炎、痔瘡等。

在冬季，北方有暖氣或空調，空氣較乾燥，南方溫度雖然不會太低，但陰冷潮濕。因此進補也要考慮地域的差別。

此外，血脂過高，患有動脈硬化、冠心病、膽囊炎、痛風等疾病的人，注意不要食用高蛋白、高脂肪、多糖分的食物，如甲魚、桂圓等。如果盲目進食，不但不能補養身體，反而會加重病情。

山藥羊肉湯，祛寒滋補好過冬

冬季吃羊肉是很好的補養方式，特別是燉羊肉，滋補養身效果非常好。而且，羊肉經過燉制會更加熟爛，易於消化。如果在燉的時候再加上合適的中藥或營養上能起到互補作用的食材，如山藥、當歸、黃芪等，滋補效果更好。

「一藥補三臟，驅寒精力旺。」用這句話來形容山藥羊肉湯最合適不過。所謂「一藥補三臟」就是山藥可以補益脾、肺、腎；「驅寒精力旺」是指羊肉可以暖身驅寒，經常食用山藥羊肉湯，可以使人精力旺盛。

這道湯中，山藥補脾、肺、腎三臟，對脾氣不足導致的脾胃病，對腎氣不足導致的小便多或小便不暢，對與肺有關的疾病，如老年慢性支氣管炎、哮喘等都有一定的食療功效。

羊肉是冬季的御寒佳品。據《本草綱目》記載：羊肉具有「暖中補虛，開胃健力，滋腎氣，養肝明目，健脾健胃、補肺助氣」等功效。《脾胃論》作者，金元四大名醫之一的李東垣就曾指出：「人參能補氣，羊肉可補形。」羊肉中含有豐富的脂肪、蛋白質、碳水化合物，還含有礦物質鈣、磷、鐵等，在寒冷的冬天裡，喝一碗熱乎乎的羊肉湯，實在是暖到心窩裡的享受。

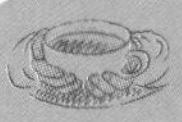

山藥羊肉湯

材料：

羊肉 500 克，山藥 1 根，胡蘿蔔 1 根，蔥 3 段，薑 3 片，料酒、花椒、鹽、胡椒粉各適量。

做法：

1. 將羊肉洗淨，切成小塊；胡蘿蔔洗淨去皮，切滾刀塊；山藥去皮切滾刀塊。
2. 將羊肉入冷水鍋中，煮沸後撈出。
3. 另起鍋加入開水，下入焯過的羊肉和蔥段、薑片、料酒及花椒，大火煮沸後改小火慢煲 1 小時左右。
4. 加入山藥、胡蘿蔔和適量鹽，繼續煲 20 分鐘。
5. 撒上少許胡椒粉，即可出鍋。

吃羊肉的最佳時節是臘月，此時人體的陽氣潛藏於內，氣血循環不良，容易出現手腳冰涼的現象。羊肉含有大量的熱量，吃羊肉可以促進血液循環，讓手腳暖和起來，不再畏寒怕冷。羊肉中鐵、磷等物質的含量也比其他肉類高，很適合各類貧血者食用。女性、老年人氣血不足、身體瘦弱、病後體虛的人，冬季多吃羊肉，可養氣血、補元陽、療虛弱、健體魄。

除了山藥羊肉湯，也可以根據身體情況燉點當歸羊肉湯、黃芪羊肉湯、羊肉蘿蔔湯等，都是不錯的冬季禦寒補養佳品。

不過，羊肉雖好，也不是所有人都適合食用。羊肉性溫，所以身體有內熱的人，以及浮腫、牙病、瘡痛、痔瘡等患者都不宜食用，高血壓及肝火旺的人也不宜多吃。

生薑紅棗湯，改善手腳冰涼

寒冷的冬季，很多人會出現手腳冰涼的情況，女性更容易畏寒怕冷，有時還伴有倦怠乏力、腰膝酸軟、腸胃不適等症狀。這些情況很可能是脾肺虛、氣血弱、三焦經絡不通暢的表現。

中醫認為，脾乃氣血生化之源，脾虛則氣血運化失常，就會導致身體末梢血液循環不暢，抗寒能力變差。要改善這種症狀，平時應多吃些性質溫熱、具有溫暖脾陽作用的食物，如羊肉、豬肚、紅棗、桂圓、糯米等。

將生薑和紅棗一起燉湯食用，就有很好的滋脾生津、益氣和中的功效，能有效改善手腳冰涼。

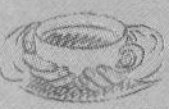

生薑紅棗湯

材料：

紅棗 10 枚，生薑 5 片，紅糖適量。

做法：

1. 將生薑洗淨切片，紅棗洗淨，去核待用。
2. 鍋中加適量水，放入生薑、紅棗一起煮至熟爛。
3. 湯中加入紅糖即可食用，每天喝 2～3 次。

此湯健脾溫胃、提升陽氣的功效主要得益於生薑。用生薑做調味品，每日 3～4 克，不僅能刺激胃液分泌、增進食欲、助消化，還可去寒溫裡。體質偏寒

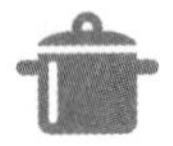

的人，經常吃點生薑，能收到意想不到的效果。

古人有「早上吃薑，勝過參湯；晚上吃薑，如吃砒霜」的說法。早上人的胃氣有待升發，吃點薑可以健脾溫胃。而且生薑中的揮發油可加快血液循環、興奮神經，使全身變得溫暖。冬天的早餐中搭配點生薑，可以驅寒，預防感冒。

到了晚上，人體陽氣收斂、陰氣外盛，因此應該多吃清熱、下氣消食的食物，比如白蘿蔔，以利於夜間休息。此時若吃生薑，其辛溫發散作用會影響人在夜間的正常休息，且晚上食用辛溫的生薑容易產生內熱，日久會上火，對健康不利。另外，生薑性微溫，過量食用會傷陰助陽，因此陰虛火旺的人如經常潮熱盜汗、口乾咽痛、耳鳴、遺精、小便短赤者，更不宜多吃。

生薑的吃法很多，除了喝生薑紅棗湯，還可以在早晨起床後，先飲一杯開水，然後將生薑去皮，切成薄片，取 4～5 片用開水燙一下，再將薑片放入嘴裡含 10 分鐘左右，咀嚼。長期食用，可預防感冒。

紅棗是益氣補血佳品，氣血充盈，四肢得養，能從根本上改善手腳冰涼的問題。

栗子白菜湯，補腎強腰又去火

每到冬天，栗子香就會飄滿大街小巷，那些現炒現賣的栗子攤，讓人忍不住走過去，抱一袋熱乎乎的栗子回家。那種剛出鍋的香氣會給人溫暖的感覺，彷彿冬天在栗子到手的瞬間消失了，剝一顆栗子入口，立刻就不冷了。

《黃帝內經‧素問‧藏氣法時論》中說：「五穀為養，五果為助，五畜為益，五菜為充，氣味合而服之，以補精益氣。」其中，「五果」指李、杏、棗、桃、栗。從五行理論來看，李屬木，杏屬火，棗屬土，桃屬金，栗屬水。

而腎為水臟，所以栗子有補腎的作用，還能厚胃腸，有養胃、健脾、補腎、強筋、活血、消腫等功效。常吃栗子，可緩解腎虛引發的腰痛症狀。俗話說「冬季栗子賽腎寶」，冬天要補腎，很適合吃點栗子。

栗子中含有大量澱粉和豐富的蛋白質、脂肪、維生素 B 群等多種營養成分，熱量也很高，非常容易產生飽足感，三個栗子的熱量大概就相當於小半碗米飯。

栗子可用來燒菜、燜肉、煲湯，還能做成蛋糕。冬天養生重點是補腎，將栗子與冬季的時令菜——白菜一起做成栗子白菜湯就是很好的補益佳品。

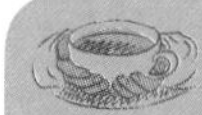

栗子白菜湯

材料：

栗子 15 顆，大白菜（白菜心最好）500 克，冬菇（乾）3 朵，火腿 1 小段，香油少許，鹽適量。

做法：

1. 栗子用熱水焯燙，趁熱搓去外皮，每個切成兩半。
2. 大白菜洗淨擇好，切成長條；火腿也切成條。
3. 冬菇用清水泡發，洗淨，切成薄片。
4. 熱鍋放油，放薑片炒香，放水、栗子和香菇。
5. 煮至快熟時放入大白菜、火腿，煮至熟，下鹽和少許香油調味即可食用。

白菜是北方冬季最常見的時令菜，家家戶戶的餐桌上都少不了它。栗子與白菜搭配，不僅可以補腎強腰，還能清肺熱、利尿、健脾養胃。

白菜雖然價格便宜，但很有營養。它含有豐富的鈣，一杯熟的大白菜汁能

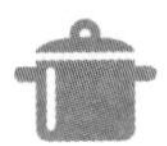

夠供給幾乎與一杯牛奶一樣多的鈣。

對於女性來說，常吃白菜還能美容。白菜含水量很高，而熱量很低。冬季空氣乾燥，對人的皮膚損害很大，多吃白菜可以潤膚養顏。

另外，白菜富含膳食纖維，能起到潤腸通便的作用。冬季人們吃熱性食物多，補過頭了容易上火、便秘，吃點白菜能起到清火通便的作用。

需要注意的是，栗子含有較多的澱粉，澱粉會在人體內轉化成糖分而影響餐後血糖，因此糖尿病患者不宜吃過多栗子。

很多人愛吃栗子，但對剝皮很頭痛，有個很簡單的去皮方法：將栗子放入開水中燙 1 分鐘，然後拿出來放入冷水中浸 1 分鐘再剝，就能輕鬆把裡外兩層皮都剝下來。也可以將栗子切開一個小口，放入微波爐中，高火半分鐘（不要過長），也能輕鬆把裡外兩層皮都剝下來。

蘿蔔鯽魚湯，消食化積助消化

「冬吃蘿蔔夏吃薑，不勞醫生開藥方。」蘿蔔是冬天的應季蔬菜，既可生吃也可下鍋烹製，更是做湯的好材料。

為什麼說冬吃蘿蔔好呢？這是因為，人們在冬天吃得多而動得少，體內容易生熱生痰，尤其是中老年人，這種情況更普遍。經常吃蘿蔔，可以消穀食、去痰癖、止咳嗽、解消渴、通利臟腑之氣。而且蘿蔔屬土，根據中醫五行入五臟理論，蘿蔔可以利脾胃、益中氣。

蘿蔔做湯，可供搭配的食材很多，各種肉基本上都能相配。不過冬天補養也不能過於油膩，所以不妨搭配魚肉來燉湯，有菜有肉，葷素相宜，可以助消化、防積食。

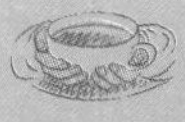

蘿蔔鯽魚湯

材料：

鯽魚 1 條，白蘿蔔 250 克（不要太大），薑 3 片，油、鹽、蔥花、白胡椒粉各適量。

做法：

1. 鯽魚去鱗去鰓，挖去內臟，洗淨備用；白蘿蔔去皮切成細絲。
2. 中火加熱煎鍋，放適量油，把鯽魚煎至兩面金黃色，再放到湯鍋中。
3. 把蘿蔔絲蓋在鯽魚身上，同時放入老薑片，加入 4 大碗水，蓋上鍋蓋，先大火煮沸，再改小火燉 15 分鐘左右。
4. 調入少許鹽和白胡椒粉，再煮 3 分鐘，離火前撒上蔥花即可。

鯽魚味甘、性平，入脾、胃、大腸經，具有健脾、開胃、益氣、利水、通乳、除濕的功效，還能降低膽固醇。鯽魚所含的蛋白質質優、齊全，且易消化吸收，常食可增強抗病能力，防治高血壓、動脈硬化、冠心病等疾病，也是非常好的蛋白質來源。

鯽魚對女性而言還有美容養顏的作用，其富含的優質蛋白質，能夠強化肌膚的彈力纖維，讓肌膚更有彈性。而且鯽魚含脂肪少，吃起來鮮嫩又不肥膩，非常適合既想美容又怕肥膩的女性食用。產後女性喝鯽魚湯還有通乳下奶的作用。對於術後體虛的人，多吃鯽魚可助其康復。

將白蘿蔔與鯽魚搭配做湯，既能養身補虛，又可消食化積，是冬季很好的

清補湯品。

這道湯做好後應該是奶白色的，有人可能不知道怎麼才能做出奶白的魚湯，其中有幾個要點：一是魚要煎至金黃、煎透。二是湯鍋要加熱，然後再倒入開水，一次加足所需水量，不可中途加水。三是要大火加蓋煮至沸騰後再改小火。四是最後放鹽。只要做到這幾點，就可以做出無腥味的奶白魚湯。

伍元煲土雞，益氣養元暖身湯

冬季益氣暖身，除了羊肉，雞肉也是很好的選擇，雞肉性溫，有溫中益氣、補虛填精、健脾胃、活血脈、強筋骨的功效，對營養不良、畏寒怕冷、乏力疲勞、月經不調、貧血、虛弱等有很好的食療作用，很適合冬季進補之用。

雞肉味鮮美，所以煲湯也不需要過多的調料，加入一些紅棗、桂圓等，滋補養生功效就很好了，伍元煲土雞就是一款很好的冬季益氣暖身雞湯。所謂「伍元」即紅棗、桂圓、蓮子、芡實、枸杞子，加上低脂高蛋白的土雞一起煲成湯，營養豐富，可益氣養元、強身健體。

紅棗、桂圓、蓮子、芡實、枸杞子都是藥食同源之物，也都是煲湯常用的材料。紅棗可以養血安神、益智健腦，是保健強身、滋補養顏的佳品；桂圓有補氣養血之功效；蓮子可補脾止瀉，益腎澀清，養心安神；芡實補中益氣；枸杞子能補腎益精、養肝明目。

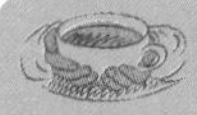

伍元煲土雞

材料：

鮮土雞 600 克（不一定要用整隻土雞，也可以是半雞或者雞腿、雞翅），紅棗 5 枚，枸杞子 10 克，桂圓肉、蓮子、芡實各 20 克，生薑 3 片，鹽適量。

做法：

1. 土雞切成塊，蓮子提前泡發，紅棗、桂圓肉、芡實、枸杞子洗淨備用。
2. 將土雞塊放入沸水鍋中汆燙約 1 分鐘後撈出，用熱水沖洗乾淨。
3. 鍋中加入清水，待水煮沸後，下入雞塊，加入生薑、蓮子和芡實，中火煮開後，改小火煲 40 分鐘左右，再加入紅棗和桂圓，繼續小火煲約 15 分鐘，至雞肉熟爛。
4. 加入鹽和枸杞子，煮 2 分鐘即可。

這裡要注意一定要使用土雞。土雞與養雞場裡籠養的肉雞不同，牠的生活環境多為山坡散養，每天曬著太陽在大地上覓食，「心情」是快樂的。良好的生活狀態使土雞的肉中含有豐富的蛋白質、微量元素等。由於每天保持運動，土雞的脂肪含量很低，所以煲湯不會膩，肉也很結實，經常吃可以增強體質，提高人體免疫力。

這道湯看起來複雜，其實只要選好材料，注意加入食材的順序和時間，慢慢燉煮就可以了。蓮子和芡實需要較長時間煮透、煮爛，所以要早點加；紅棗和桂圓久煮會流失營養，口感也會變差，就晚一點下；枸杞子最容易煮熟，而

且一旦煮久還會碎，因此最後才放。蓮子心雖苦，卻不必去掉，因為煲湯根本吃不出苦味。另外，土雞最好是現殺的，這樣肉質比較新鮮，煮出來味道更鮮美，營養也更豐富。

雞湯雖補人，但要注意不要喝上面的油脂。特別是胃酸過多、膽囊炎和膽石症經常發作者，及高血壓、高血脂、腎功能不全的人，如果喝入過多油脂，可能會導致症狀加重。

第三章

送給全家人的日常調養湯

不同年齡、不同職業，對營養的需求不同，喝湯也要有所側重。喝對了，才能滋養身體。

上班族，「快手湯」簡單又營養

工作壓力大，生活節奏快是每個上班族的常態，所以，很多上班族的一日三餐都是湊合著吃的，填飽肚子即可，根本顧不上考慮營養和健康的問題。但是，長期這樣下去，身體必然會受到影響。現在很多人身體都處於亞健康狀態：總覺得睡不夠、容易疲憊、打不起精神、各種小病煩擾等等。

很多人身體狀態變差了就想到吃營養保健品，其實最好的調理方法還是吃好飯。中醫認為，藥補不如食補。要想身體好，首先要吃好一日三餐。即使沒有太多時間來準備豐盛的飯菜，也要儘量抽出十幾分鐘為自己做一碗簡單方便的營養湯。對於生活節奏快的人來說，下面幾道「快手湯」做起來很方便，不妨試一試。

萵筍肉片湯

材料：

萵筍* 1 根，瘦肉 100 克，生薑 3 片，油、鹽各適量。

做法：

1. 瘦肉切片，用少許油、鹽抓勻，醃 15 分鐘；萵筍削皮切斜片。
2. 鍋裡倒入 3 碗清水，放入薑片，煮開後放入萵筍片，滴入幾滴油。
3. 萵筍煮開後放入肉片，煮至肉片熟透後，放鹽調味即可。

*註：萵筍即A菜心，又稱萵仔菜菜心。

萵筍可以開通疏利、消積下氣、寬腸通便，上班族久坐少動，腸胃蠕動慢，易便秘，很適合食用萵筍。而且新鮮萵筍含鐵量豐富，與肉片一起煮湯，可改善缺鐵性貧血。此湯食材簡單，做法容易，味道鮮美，幾分鐘就好，即使不會做飯的人做起來也是很容易的。

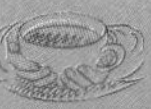

鯽魚香菜豆腐湯

材料：

鯽魚 1 條，豆腐 200 克，胡蘿蔔 1 根，香菜 2 棵，生薑 3 片。

做法：

1. 鯽魚洗淨晾乾水，胡蘿蔔去皮洗淨切塊，豆腐洗淨切條，香菜洗淨切段。
2. 鍋中放油，下入薑片，將鯽魚下油鍋煎至兩面金黃。
3. 往鍋中加適量清水（沸水最好）燒開，放入胡蘿蔔、豆腐。
4. 大火燒開後，轉中小火煲 15 分鐘，加鹽調味，出鍋後撒上香菜即可。

這道湯從準備材料到做成大概需要 20 分鐘，非常適合上班族晚餐食用。鯽魚可以健脾、開胃、利濕；豆腐可以降低血脂，能有效保護血管，預防心血管疾病的發生；香菜可以去火。這道湯脂肪含量極低，蛋白質含量卻很高，對忙碌一天的人來說，是很好的犒賞。

大火燒開後，轉中小火煲 15 分鐘，這段時間可以做點其他事情，真是省事省心的美味湯品。

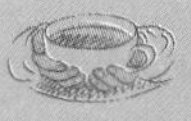 金針菇肥牛番茄湯

材料：

肥牛片 1 小盤，番茄（中等大小）2 個，金針菇 1 盒，香蔥 1 棵，薑 2 片，青江菜 2 棵，鹽適量。

做法：

1. 青江菜洗淨、掰開；金針菇去掉根部，用鹽水浸泡 15 分鐘後瀝乾；薑切絲，蔥切段；番茄洗淨切塊（去皮更好）。
2. 先用開水焯一下肥牛片撈出，沖去浮沫備用。
3. 炒鍋加一點油，先爆香薑絲，然後下番茄炒，炒到出汁變軟，然後加入 3 碗白開水，大火煮開轉小火煮 5 分鐘，下青江菜、金針菇和肥牛片略煮，加鹽調味，出鍋後撒上香蔥段即可。

這道湯口感略酸，能夠開胃、增進食欲。肥牛搭配番茄、金針菇和青江菜，有葷有素，營養均衡，而且做法簡單，用時短，很適合忙碌的上班族。

做這道湯的時候，需要注意的是，開水焯肥牛片的時間不要太長，避免口感過老，幾秒鐘即可以了。另外，番茄一定要小火炒成湯汁後再加水，如果直接加水，番茄湯會不夠濃厚。

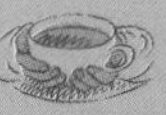

鮮蘑絲瓜蛋湯

材料：

蘑菇 100 克，絲瓜 1 根，雞蛋 1 個，香蔥 1 根，鹽、香油各適量。

做法：

1. 絲瓜去皮，削成小塊；香蔥切成蔥花；洗淨蘑菇，掰成小塊備用。
2. 鍋中加適量水燒開，放入蘑菇，3 分鐘後放入絲瓜塊。
3. 水再次燒開後，加少許鹽，然後打入雞蛋，用筷子迅速攪散成蛋花（往一個方向攪）。
4. 最後淋入幾滴香油，撒上蔥花即可。

這道湯中因為加了蘑菇和絲瓜，味道非常鮮美。蘑菇富含多種維生素、礦物質和微量元素，對提高人體免疫力大有幫助。絲瓜富含維生素 B 群和維生素 C，能夠延緩皮膚衰老、消除斑塊，使皮膚潔白、細嫩，是不可多得的美容佳品，對於月經不調的女性，絲瓜也能起到調理作用，因此這道湯非常適合女性食用。

學會了上面這幾道「快手湯」，即使是忙碌的上班族，煲湯也不再是可望而不可即的事。其實，煲湯除了為我們的身體補充營養，也是快節奏生活的一種調劑方式。一天緊張的工作之餘，回到家煲一鍋美味的湯，在食物的香氣中放鬆自己的身心，也未嘗不是一種享受。

讓孩子更聰明的益智補腦湯

現在的孩子，無論小學生還是中學生，課業負擔都很重，每天不僅要在學校學習，回到家要做功課，週末和寒暑假還要參加各種補習班、才藝班，真是非常辛苦。而且，這些孩子正處於生長發育的高峰期，身體對各種營養物質的需求都比較多。

作為家長，除了關注孩子的學習，也要多關注孩子的營養，精心搭配好一日三餐，才能保證孩子獲得充足的營養。孩子學習，腦力的消耗也很大，所以要格外注意補腦，保證他們有充足的腦力。

有些家長認為給孩子補腦，就要多吃大魚大肉，這種想法是不正確的。因為孩子臟腑嬌嫩，脾胃的消化與吸收功能都比成人弱，油膩的食物會增加孩子的腸胃負擔，營養不吸收，就起不到補養的作用。而且孩子吃多了肉類，主食肯定會減少，而學習消耗的能量實際上來自於米、麵粉等富含碳水化合物的食物。因此，給孩子補身體不要用太多魚、肉，煲湯給孩子喝是比較好的方式，既能補充營養，又不會傷害脾胃。下面介紹幾道適合孩子喝的益智補腦湯。

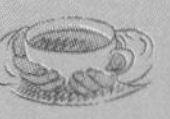

蓮子豬心湯

材料：

豬心 1 / 3 個，蓮子 20 克，紅棗（乾）5 枚，桂圓肉（乾）5 顆，大蔥、薑、醬油、鹽、香油、植物油各適量。

做法：

1. 將豬心洗淨，除去血管內的積血，切成小塊；蓮子去芯；紅棗、桂圓洗淨備用。
2. 鍋裡放植物油燒熱，將蔥、薑爆香，加醬油、鹽及適量清水，放入豬心、蓮子、桂圓肉、紅棗，大火燒沸，小火煮至蓮子酥軟。
3. 出鍋前淋入少許香油即可。

這道湯能益智安神，補血養心，不僅適合孩子，也很適合經常用腦者，對心神不寧、健忘、記憶力減退等也有一定的預防和緩解作用。

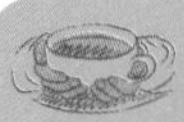

冬瓜蝦仁湯

材料：

冬瓜 300 克，大蝦 200 克，蔥花、料酒、鹽各適量。

做法：

1. 冬瓜去皮，切片備用；大蝦剝殼，去頭尾，灑上少許鹽和料酒，醃入味。

2. 將冬瓜放入鍋中，加水煮 10 分鐘，倒入大蝦，待大蝦變紅後調味，撒上蔥花即可。

此湯可以為身體補充蛋白質，增強體質，也能緩解因腦力不足導致的頭暈目眩等症。

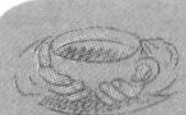

鱔魚豬肝湯

材料：

鱔魚 1 條，豬肝 100 克，蔥、薑、香菜、鹽、胡椒粉、香油、太白粉各適量。

做法：

1. 將鱔魚去頭、內臟，洗淨切段，用紗布袋裝好並紮好口放進鍋內，大火燒開，舀去浮沫，加入薑片、蔥段、料酒，小火煮 1 個小時。（用紗布袋裝是為了煲出來的湯清澈）
2. 煮鱔魚湯的同時處理豬肝：將新鮮的豬肝用流水沖掉血水，再切成薄薄的片，然後用水泡半小時，最後用太白粉抓勻；蔥、香菜切碎備用。
3. 將煲好的鱔魚湯另置一淨鍋內，加水燒開，放入豬肝打散，加鹽、胡椒粉調勻，待豬肝變色後關火，撒上蔥花、香菜，淋入幾滴香油即可。

鱔魚可以為大腦提供豐富的卵磷脂和 DHA，還含有維生素 A，對維護視力

很有好處。豬肝有養血明目的作用，有益肝臟健康。這道湯可補腦益智，很適合考前備戰補養之用。

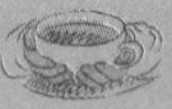

木瓜黃豆豬腳湯

材料：

木瓜 1 個，豬腳 1 隻，黃豆 30 克，蔥、薑、料酒各適量。

做法：

1. 將豬腳放入冷水鍋中，煮沸後撈出沖洗乾淨；木瓜去皮、籽，切成塊。
2. 鍋內放適量水煮沸，放入蔥、薑、料酒，將黃豆和豬腳放進去燉 2 小時。
3. 加入木瓜塊再燉半小時，加鹽調味即可。

這道湯有健脾開胃、強身健體的功效。黃豆富含鐵質，且易被人體吸收利用，對預防缺鐵性貧血十分有益，黃豆也是很好的磷來源，磷對大腦神經十分有利，其優質蛋白質更是孩子成長不可或缺的重要營養素。木瓜富含碳水化合物、蛋白質、脂肪、多種維生素及人體必需的胺基酸，可有效增強機體的抗病能力。豬腳對於骨骼生長很有益處。

為了讓黃豆更容易煮熟，最好提前浸泡幾個小時。

滋陰排毒又養顏的女人滋補湯

女人要想活得漂亮優雅，就要內外兼修。很多女人為了讓自己看起來年輕，不惜使用各種昂貴的化妝品，甚至吃一些聽起來效果很神奇的保健品。殊不知，這些都是治標不治本的方法，沒有誰能靠如此辦法就能青春永駐。真正懂得保養自己的女人，會在生活中注意調養，健康飲食，生活規律，如此養護內在的臟腑，方能在外在顯示出嬌美的容顏。

《黃帝內經》中說：「有諸形於內，必形於外。」意思是說，人的身體內有了毛病，一定會在身體表面顯現出來。相反，如果一個人身體內部是健康的、協調的，反應在外部也必然是面色紅潤有光澤，比用任何保養品效果都要好。

「女人是水做的」，湯湯水水對於女人來說，是最好的保養品。女人不僅應該學會化妝，更應該學會煲湯。只有「下得廚房」，才能「上得廳堂」。

下面幾道滋補濃湯，只要願意動手，就能讓女性們越喝越美麗。

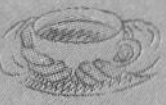

雙紅南瓜湯

材料：

南瓜 500 克，紅棗 10 枚，紅糖適量。

做法：

1. 南瓜削去表皮，挖去瓤，洗淨，切成滾刀塊。
2. 紅棗洗淨、去核，與南瓜一起放入湯煲中，加水用小火熬至南瓜熟爛，加入紅糖，再煮幾分鐘即可。

南瓜具有補中益氣的功效，女性經期服用還可補血、防止痛經。紅棗能補脾和胃、益氣生津、滋陰養血。紅糖含有微量元素和多種礦物質，有暖胃、補血、活血、散寒的作用。這道湯香濃可口，經常食用，可使臉色紅潤，皮膚更有彈性。

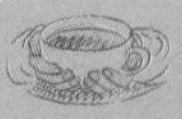

歸芪雞湯

材料：

當歸 5 克，黃芪 10 克，雞腿 1 隻，鹽適量。

做法：

1. 將雞腿洗淨，剁成塊，放入湯煲中，加適量清水，大火煮開。
2. 放入黃芪，和雞腿一起燉至七成熟後放入當歸，煮 5 分鐘，加鹽調味即可食用。

當歸可以補血，黃芪可以補氣，兩者合用可以讓女性氣血通順、月經調和，還可促進乳腺分泌健全，達到豐胸的目的。適合身體虛弱的女性及病後體虛者食用，對恢復體力、強壯身體也大有助益。

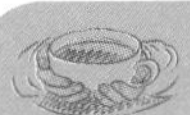

枸杞子紅棗烏雞湯

材料：

烏骨雞 1 隻，枸杞子 15 克，紅棗 10 枚，生薑 2 片，鹽適量。

做法：

1. 將烏骨雞處理乾淨，放入沸水中焯 2 分鐘，撈起洗淨瀝乾。
2. 枸杞子用溫水浸透，洗淨瀝乾；紅棗洗淨去核。
3. 鍋內加入清水，先用大火燒開，然後放入以上材料，等水再開，改用中火煲 2 個小時，加鹽調味即可。

女人以血為養，氣血充盈，人才會面色紅潤，頭髮亮澤。烏骨雞是溫中益氣、延緩衰老之物，最宜女性補氣養血之用；紅棗也是補血益氣的佳品，一起燉湯食用，可以調月經、改善缺鐵性貧血，使身體氣血充足。

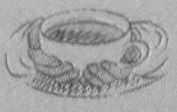

補血當歸鯽魚湯

材料：

鯽魚 1 條，當歸、黃芪各 10 克，枸杞子 15 克，料酒*、薑、鹽各適量。

做法：

1. 鯽魚洗淨拭乾水，在魚背處橫切一刀，將少許鹽均勻地抹在魚身上，醃制 15 分鐘。
2. 當歸洗淨切成片，薑切成絲，枸杞子和黃芪洗淨瀝乾水。
3. 砂鍋中加 4 碗清水，放入當歸、黃芪、枸杞子，大火煮沸，改小火煮 25 分鐘。
4. 往魚腹中塞入少許薑絲，將鯽魚放入鍋內，倒入煮好的當歸湯，加 1 湯匙料酒攪勻，大火煮沸後改小火煮 10 分鐘，最後加適量鹽調味即可出鍋。

鯽魚湯能活血通絡、溫中下氣，對於痛經、體虛的女性來講，非常適合喝這道當歸鯽魚湯。中老年人、術後體虛者及產婦也宜常食。

*料酒：可用花雕酒、米酒等。

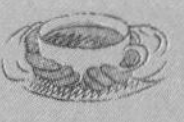

黃豆雪梨豬腳湯

材料：

雪梨 1 個，黃豆 1 把，豬腳 1 隻，薑 3 片，鹽適量。

做法：

1. 豬腳剁成塊，放入冷水鍋中（加 3 片薑），煮沸 2 分鐘後撈起沖淨。
2. 雪梨去核切塊。
3. 砂鍋中加入大豆、薑片、豬腳和雪梨塊，加足清水煮沸，大火繼續沸煮 15 分鐘後轉小火煲 1 個小時。
4. 加適量鹽調味即可。

燉爛的豬腳味道鮮美，而梨被稱為「百果之宗」，有潤肺止咳的作用，用雪梨搭配大豆、豬腳燉湯食用，有很好的滋陰潤膚作用，可以使皮膚變得光滑在乾燥的秋季食用，對改善聲音沙啞和口乾也有明顯效果。

貼心小叮嚀

中醫認為，血得熱則行，得寒則滯。女性本就體質偏寒，更應當就溫熱、避寒涼，特別是每當生理期來臨，應多吃一些溫補的食物，比如牛肉、雞肉、桂圓等。飲食應忌生冷，否則會造成經血不暢甚至痛經。

準媽媽愛喝的營養滋補湯

女人懷孕後就進入了特殊時期，對飲食的要求也會提高，不僅營養要全面，而且口味要好。不少准媽媽因為孕吐什麼也吃不下，這有可能導致母體營養不良，進而影響胎兒的發育。

孕期喝湯是不錯的選擇，既能滿足營養需求，還能有充足的水分為羊水做補給。下面這幾款美味的湯品，懷孕期間都可以經常喝。

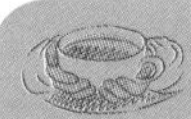

火腿冬瓜湯

材料：

冬瓜 500 克，火腿 50 克，植物油、蔥花、鹽各適量。

做法：

1. 先把火腿放到蒸鍋裡蒸熟，待其涼了後切成薄片，其間可將冬瓜去皮、去瓤，切成小塊。
2. 在鍋中加入一定量的清水，用大火煮開，然後加入火腿、冬瓜一起煮，直至火腿肉爛。
3. 將湯上面的一層白色泡沫去掉，加入蔥花、鹽調味即可。

火腿冬瓜湯味道偏清淡，可以開胃，還能消除水腫，對預防妊娠期高血壓也有幫助。

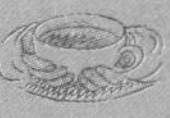

黃豆排骨湯

材料：

豬排骨 500 克，黃豆 50 克，生薑 3 片，鹽適量。

做法：

1. 將黃豆浸泡 1 個小時後撈出來，洗淨備用。
2. 把豬排骨放到沸水中煮一下，去除血水。
3. 將黃豆、豬排骨、薑片同適量清水一起燉 2 個小時，加鹽調味，再煮 2 分鐘即可。

黃豆排骨湯含有豐富的植物性蛋白質和鈣質，很適合准媽媽喝。需要注意的是，煲此湯需要一次把水加足，不要中間再加水，否則對口感影響很大。

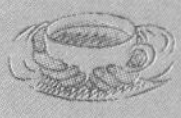

山藥鴿子湯

材料：

鴿子 1 隻，山藥 300 克，黑木耳 10 克，鵪鶉蛋 5 個，紅棗 10 枚，枸杞子 20 粒，鹽適量。

做法：

1. 把鴿子處理乾淨，放到沸水中過一下去掉血水後撈出。
2. 山藥去皮，把黑木耳泡發後洗乾淨，鵪鶉蛋煮熟去殼。
3. 將鴿子肉、紅棗放入鍋中，小火燉 1 個小時，再放入山藥、黑木耳、鵪鶉蛋、枸杞子繼續燉 20 分鐘，加鹽調味即可。

鴿子的營養很豐富，民間就有「一鴿頂九雞」的諺語。中醫認為，鴿子湯有補肝壯腎、益氣補血等功效。山藥也是益氣佳品，與鴿子同煮，更增加了補血益氣的效果。

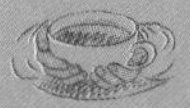

蘿蔔羊排湯

材料：

羊排骨 500 克，白蘿蔔 1 棵，薑 3 片，蔥花、鹽各適量。

做法：

1. 將羊排骨用水煮開，去掉浮沫。
2. 白蘿蔔洗淨，去皮，切成厚片下鍋，與羊排骨、薑片一起用小火燉 1.5 個小時，加入鹽調味，略煮幾分鐘，出鍋後撒上蔥花即可。

蘿蔔羊肉湯味道鮮美，不僅可以暖胃，還能增強食欲，準媽媽胃口好，當然對胎兒發育有利。

貼心小叮嚀

準媽媽的飲食除了要注重營養均衡，還要防止食物過敏，若食用蝦、貝類等異性蛋白類食物時，必須煮熟煮透，如果有過敏反應要立即停食，並及時就醫。

促進身體恢復的產後調養湯

產婦在生產時耗費大量精力與體力，因此必須保持足夠的營養。如果產婦營養不夠，很容易出現產後疼痛、奶水不足等情況。有豐富的營養，才能產出營養豐富的奶水，寶寶的健康也才有最基本的保障。營養充足也有助於媽媽身體儘快恢復。

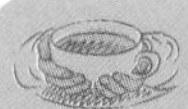

冬瓜鯽魚湯

材料：

鯽魚 2 條，冬瓜 300 克，蔥、薑、鹽各少許。

做法：

1. 將鯽魚清洗乾淨，冬瓜去皮切小片。
2. 鯽魚下入冷水鍋中，大火燒開，加蔥、薑，改小火慢燉。
3. 湯汁呈奶白色時下入冬瓜片，加鹽調味，煮 5 分鐘即可。

產後奶水不足一般有兩種情況，一是懷孕時五穀雜糧吃得過少，營養品吃得過多，導致氣虛血虧；二是現代女性因為各種原因而容易肝氣鬱滯。前面一種情況需要調整飲食結構，主食的量不可少；後一種情況需要調暢情志。鯽魚湯是補氣血、通乳汁的傳統方，冬瓜利水，二者同食，也增加了通乳汁的功效。

需要注意的是，孕婦喝湯切忌放太多鹽。這道湯裡的魚肉也很好吃，是很好的蛋白質來源，不能只喝湯不吃肉。

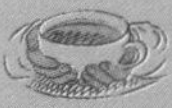

紅豆薏仁黑米湯

材料：

黑糯米、薏米、紅豆各適量。

做法：

1. 將紅豆、黑糯米、薏米洗淨後，用水浸泡 4～8 個小時。
2. 將黑糯米、薏米、紅豆放入鍋內，加適量冷水，大火煮沸，轉小火煮至熟透即可。

紅豆被李時珍稱為「心之谷」，可生津液、利小便、消腫、止吐、通乳。薏米有利水消腫、健脾祛濕等功效，是常用的利水滲濕藥。常食薏米還能使皮膚光澤細膩，對脫屑、痤瘡、皸裂、皮膚粗糙等有良好療效。

黑糯米開胃益中、健脾暖肝、明目活血，對婦女產後虛弱、病後體虛以及貧血等都有很好的補養作用。

產後婦女身體虛弱，用這三種食材同煮，能起到很好的補血養血作用。

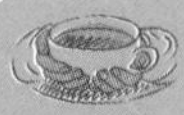

雞血藤紅糖雞蛋湯

材料：

雞血藤 30 克，雞蛋 2 個，紅糖適量。

做法：

將雞蛋、雞血藤洗淨，放入鍋中，加適量清水，煮至蛋熟後撈出去殼，放回鍋中，再煮 5 分鐘，加入紅糖溶化即可。

雖然雞血藤味道比較苦，但在中醫看來，卻是養血調經、活血舒筋的良藥，特別適合女性；紅糖則可以活血化瘀。這款雞血藤紅糖雞蛋湯能夠幫助產婦改善產後瘀血和產後疼痛。

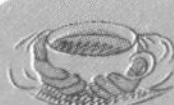

木瓜花生紅棗湯

材料：

木瓜 1 個，花生 100 克，紅棗 5 枚，紅糖適量。

做法：

1. 木瓜去皮核切塊；花生、紅棗洗淨，紅棗去核。
2. 將木瓜、花生、紅棗和適量清水放入湯煲內，加入紅糖，待水煮沸後改用小火煲 2 小時即可。

中醫認為，木瓜味甘性平，可以滋補產婦身體，還有催乳的功效。不少女性在生完寶寶之後有奶水不足的問題，尤其是剖腹產。寶寶吃不飽餓得直哭，

媽媽也跟著著急。其實要增加乳汁，可以煲這道木瓜花生紅棗湯飲用。

如果不喜歡總喝一種湯，可以把木瓜與豬腳、紅糖、紅棗等分別搭配煲湯，效果也都不錯。

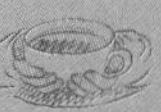

木瓜魚尾湯

材料：

木瓜 1 個，草魚尾 2 條，生薑 3 片，鹽適量。

做法：

1. 木瓜去核，去皮，切塊。
2. 起油鍋，放入薑片，下草魚尾，煎至兩面金黃出香味。
3. 將木瓜與已煎香的魚尾一同放入鍋內，加足量開水，再用小火煲 1 小時，下鹽調味即可。

女性產後體虛力弱，如果調理不當，很難有食欲，乳汁也會不足，最終導致母乳餵養失敗。草魚尾能補脾益氣，配以木瓜煲湯，則有通乳健胃益氣的功效，最適合產後女性飲用。

貼心小叮嚀

傳統上，為了讓產婦有充足的母乳，家屬往往從孩子剛出生就開始給產婦喝各種催乳湯。其實剛出生的小嬰兒胃容量小，吸吮力也較差，吃得較少，如果奶水過多則不能完全排出，會淤滯於乳腺導管中，導致乳房脹痛。一般情況下，只要下奶正常，並能滿足嬰兒進食的需要，分娩一個星期後再開始喝湯催乳就可以。

讓男人身體健壯精力旺的補腎湯

中醫認為，陽氣為一身正氣的根本，是人體物質代謝和生理功能的原動力，是人體生殖、生長、發育、衰老和死亡的決定因素，人的正常生命活動需要陽氣支援，正如《黃帝內經》上說的：「得陽者生，失陽者亡。」「陽氣者，若天與日，失其所，則折壽而不彰。」陽氣越充足，身體越強壯。

男性屬陽，更要讓這陽氣充足。然而生活和工作上的過度操勞，給男人帶來了很大的精神壓力和體力消耗，況且人的正常機體運轉、工作、運動、情緒波動、適應氣溫變化、修復創傷等各項活動都需要消耗陽氣，所以男人更要注意補足陽氣。

補陽的根本則在於補腎。「腎主藏精」，人的腎氣充盈時，人體的生長、發育、衰老才能循序漸進，符合自然規律；如果腎氣不足，就會出現各種發育不良、生育能力下降、早衰的症狀，如夜尿多、常常頭昏眼花、腰痛腿軟、眼圈發黑、容易脱髮等。這也是現代男性普遍表現出來的亞健康狀態。

陽氣的來源有二：一為先天性的，來自於父親和母親，二為後天性的，主要從食物中吸收的水穀精氣轉化而來，這也是我們補養的關鍵，可選擇一些具有補腎壯陽功效的食物來煲湯。

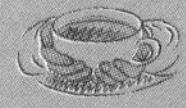

壯陽狗肉湯

材料：

狗肉* 250 克，菟絲子 10 克，生薑 5 片，蔥 3 段，鹽、料酒各適量。

做法：

1. 將狗肉洗淨，整塊放入開水鍋內汆透，撈出用涼水洗淨血沫，切成小塊。
2. 將狗肉放入鍋內，同薑片煸炒，加入料酒，然後將狗肉、薑片一起倒入砂鍋內。
3. 將菟絲子用紗布袋裝好紮緊，與蔥一起放入砂鍋內，加清水適量，用大火煮沸，小火煨燉 1 小時，待肉熟爛。
4. 揀去藥包不用，加鹽調味後略煮即可。每週食用 2～3 次。

民間有「吃了狗肉暖烘烘，不用棉被可過冬」的說法。中醫認為，狗肉能溫補脾胃、補腎壯陽，對精神不振、陽氣虛衰等症狀均有改善作用，是男性補腎壯陽佳品，特別是冬天怕冷的人，更適合食用。

*台灣2017年通過動物保護法，禁食貓狗肉，違者可開罰。建議以其他肉品代替。

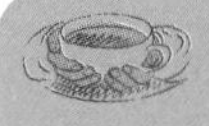

羊腎湯

材料：

羊腎 1 對，豬骨湯 1 碗，豬脊髓 1 副，花椒 10 粒，蔥白 2 根，胡椒末、薑末、香菜末、鹽各適量。

做法：

1. 剖開羊腎，去筋膜，沖洗乾淨，切成薄片。
2. 在豬骨湯中加入花椒、胡椒末、鹽、薑末、蔥白，用小火煮沸。
3. 把豬脊髓切成 3～4 公分長的段，放入湯中煮 15 分鐘，投入羊腎片，改用大火煮沸 5 分鐘，倒入碗內，撒上香菜末即成。

羊腎、豬骨湯、豬脊髓都是很好的補腎食物，一起燉湯，補腎益精效果非常好，對腎精不足所致的陽痿等症有效。此湯要趁熱食用，腎虛的男性一週可食用 2～3 次，無腎虛之症者每週食用 1 次即可。

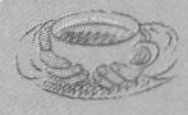

複元湯

材料：

淮山藥 50 克，肉蓯蓉 20 克，菟絲子 10 克，核桃仁 2 個，瘦羊肉 500 克，羊脊骨 1 具，白米 60 克，蔥白 3 根，生薑、花椒、料酒、胡椒粉、八角、鹽各適量。

做法：

1. 將羊脊骨剁成數段，用清水洗淨備用。
2. 羊肉洗淨後，汆去血水，洗淨，切成小塊備用。
3. 將淮山藥、肉蓯蓉、菟絲子、核桃仁用紗布袋裝好紮緊；生薑拍破；蔥切段。
4. 將中藥及食物一同放入砂鍋內，加清水適量，大火煮沸，舀去浮沫；再放入花椒、八角、料酒，用小火繼續燉至肉爛，加胡椒粉、鹽調味即可。

此湯具有溫補腎陽的功效，有因腎陽不足、腎精虧損引起的耳鳴眼花、腰膝無力、陽痿早洩等症者，可喝此湯來改善。身體健康的男性每週食用 1 次，也可起到補腎壯陽的效果。

喝對湯，對抗更年期綜合症

在《金匱要略・婦人雜症脈證並治》中，有這樣的一段描述：「婦人臟燥，喜悲傷欲哭，象如神靈所作，數欠伸。」

為什麼會出現「臟燥症」呢？《黃帝內經・素問・陰陽應象大論》中是這樣解釋的：「年四十而陰氣自半也，起居衰矣。」意思是不懂得保養身體的人，到了四十多歲，腎中陰精已經衰減一半。從中醫角度來講，臟燥症主要是由於陰血虧虛、陰陽失調、氣機紊亂所致。

臟躁症實際上很類似於我們現在所說的更年期綜合症。更年期綜合症一般出現在女性 45 歲～55 歲，男性 55 歲～65 歲。此階段的人往往容易性情大變，極易生氣、著急、焦慮，身體上也會發生各種變化，如潮熱、胸悶、心悸、失眠、易疲勞等。有時候會突然產生一股火燒般的熱感，沿著胸部一直蔓延到面頰和上肢，半夜醒來常常是大汗淋漓，這些都是更年期綜合症的症狀。不過，中醫上說的臟躁症的範圍更廣泛一些。

如今，很多人由於壓力過大，暴飲暴食，長期熬夜，缺乏運動，使得體內的陰陽失調，陰精耗損，虛火上揚，甚至很多 30 多歲的人就已經提前出現了更年期的各種症狀，走向衰老。

千萬不要以為更年期綜合症僅僅是一些症狀，過了這個年齡段就沒事了，更年期綜合症可能引起許多疾病的發生，比如心臟病、憂鬱症、高血壓和糖尿病，以及內分泌紊亂等。所以一定要重視更年期綜合症，而飲食調養就是非常重要的一個方面。

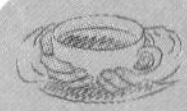

甘麥紅棗湯

材料：

炙甘草 12 克，淮小麥 18 克，去核紅棗 9 枚。

做法：

1. 小麥洗淨，漂去浮末。
2. 將甘草、小麥、紅棗一起放入鍋內加水煮沸即可飲用。

這道湯源自張仲景《金匱要略‧婦人雜症脈證並治》之「甘麥大棗湯」。

小麥可「養心氣」，甘草可瀉心火，紅棗可補脾益氣，三藥共用有養心安神、滋陰養臟之功，主治更年期綜合症。

中醫講究對症下藥，此湯可以因人而異，靈活加減。如心煩嚴重者加麥冬12 克、鮮竹葉芯 30 條、丹參 12 克；心悸怔忡嚴重者加丹參 12 克、茯神 15 克、黨參 25 克，或者用湯藥送服中成藥歸脾丸；易怒煩熱者加香附 12 克、素馨花7.5 克、川楝子 15 克。

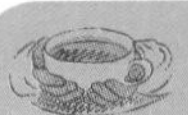

玄地烏雞湯

材料：

玄參 9 克，生地黃 15 克，烏骨雞 1 隻，蔥 3 段，鹽適量。

做法：

1. 烏骨雞處理乾淨，去頭、爪及內臟。
2. 將玄參、生地放在雞腹中縫合，加水，放入蔥段，大火煮沸後改小火燉 1.5 小時，加鹽調味即可。

玄參烏雞湯可補血滋陰、補腎平肝，對於更年期腎虛、氣陰不足之頭暈目眩有很好的調養效果。

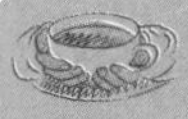

菊花百合湯

材料：

白菊花 10 朵，乾百合 15 克（鮮品加倍），白糖適量。

做法：

1. 白菊花沖洗一下備用。
2. 乾百合先泡脹，然後與白菊花加水同煮，待百合軟爛，加適量白糖飲用。

這道湯可養心安神、平肝潛陽，適用於更年期陽亢，症見心神不安者。

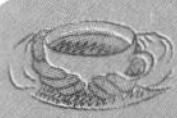

甘麥蓮棗湯

材料：

甘草 6 克，淮小麥 15 克，麥冬 10 克，蓮子 30 克，紅棗 10 枚。

做法：

1. 將甘草、淮小麥、麥冬三味藥先煎汁去渣。
2. 用藥汁煮蓮子、紅棗服用。

甘麥蓮棗湯可清心安神、養陰潤燥，適用於更年期心煩氣躁者。

很多人都不願過更年期，一是害怕衰老的到來，二是害怕自己的身體會發生無法預知的變化。其實，更年期並不可怕，這也是人生的一個必經階段，處於更年期的人，正是到了「知天命」之年，思想成熟，家庭、事業也都已穩

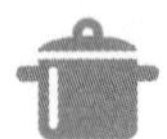

定，只要正確看待更年期，以樂觀的精神積極面對，就可以安然度過人生中這個重要的轉折時期。

貼心小叮嚀

有些更年期女性月經紊亂、經血量多、經期延長、週期縮短，常導致貧血。對此，要注意補充營養，可適當多吃動物肝臟、瘦肉、鴨血及新鮮蔬菜、水果等。紅棗、紅豆、桂圓、糯米等有健脾益氣補血的作用，宜常食。

第四章

因人而養，喝出平和好體質

中醫養生治病講究因人而異，不同的人，體質上是有差異的，調養上也要做到因人而異，辨體質而養，這樣才能及時讓偏頗的體質回歸平衡。喝湯自然也不能偏離這一原則。

氣虛體質，可喝參芪淮山烏雞湯

在形體上消瘦或偏胖的人，一般容易感到疲倦乏力，不愛説話，面色蒼白，一活動就出汗，脈象虛弱，如果是女性，還會白帶清稀，在中醫看來，有這些症狀的人多屬於氣虛。

中醫裡的氣，是指一種能量，不能理解成普通的氣。一個人氣虛就是説他元氣不足、衛氣虛損，因此容易疲乏無力。衛氣的「衛」有守衛的意思，衛氣虛損就是説這個人抵抗力差。正因為如此，氣虛的人容易感冒，常常打不起精神。

氣虛的人應該補氣養氣，這就需要補脾、肺、腎三臟。因為在中醫裡，脾為「氣血生化之源」， 肺主一身之氣，腎藏元氣。

氣虛的人可以通過食補來調養。一些甘溫補氣的食物是不錯的選擇。如強健脾胃的白米、糯米、小米、山藥、蓮子、黃豆、薏仁、胡蘿蔔、香菇、雞肉、牛肉等。一些中藥也具有補氣的功效，如人參、黨參、黃芪等。用這些食材和中藥做成藥膳，可以促進身體正氣的生長。

氣虛者以中年女性居多，建議平時吃一些南瓜、紅棗、山藥、魚湯等補氣的食物，注意攝入各種優質蛋白質。

氣虛的人最好不要吃山楂、佛手柑、檳榔、大蒜、蘿蔔、香菜、大頭菜、胡椒、紫蘇葉、薄荷、荷葉；不吃或少吃蕎麥、柚子、柑橘、金橘、柳丁、荸薺、生蘿蔔、芥菜、砂仁、菊花。

這裡推薦一道藥膳，叫作參芪淮山烏雞湯，特別適合氣虛體質的人喝，制作方法也很簡單。

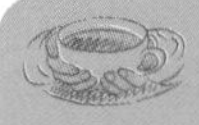

參芪淮山烏雞湯

材料：

烏骨雞 1 隻，人參 10 克，黃芪 30 克，淮山藥（乾片）50 克，生薑 1 塊。

做法：

1. 將烏骨雞處理乾淨；把人參、黃芪、淮山用清水洗淨，然後塞進烏骨雞腹中。
2. 把烏骨雞放進砂鍋，加入生薑（拍爛）、適量鹽，再加入清水沒過烏雞，蓋上蓋子。
3. 另外燒一鍋水，水開之後，把砂鍋放進大鍋裡隔水蒸，中火蒸 3～4 個小時即可。

這道湯中的黃芪、人參和淮山藥，都是補氣的良藥。其中，人參可大補元氣，被稱為補氣第一藥。黃芪補中氣、固表作用強。所謂「固表」就是加強肌表的防護功能，表固了以後，人就不會那麼容易生病了。至於山藥，《本草綱目》中說：「山藥益腎氣，健脾胃，止瀉痢，化痰涎，潤皮毛。」而且山藥補氣是偏於健脾氣的，不熱不燥，非常平和。最後加上烏骨雞主要是起一個補氣血的作用。幾者合用煲湯，可全面補氣，兼顧補血，效果非常好。

這道湯不僅適合氣虛體質的人，老年人食用也很有益。但是對上火的人，像長痘痘、口臭、口苦、大便乾結、舌苔厚膩的人就不宜食用了，陰虛發熱、盜汗的人也不宜食用。

陽虛體質，羊肉補腎湯補足陽氣

《黃帝內經》中說：「陽氣者，若天與日，失其所則折壽而不彰。」意思是說，人體的陽氣，就像天上的太陽一樣重要，沒有了太陽，世界上的萬物將無法生存，沒有了陽氣，人就會減損壽命或夭折，所以人體離不開陽氣就像萬物離不開太陽一樣。可見陽氣對於人來說非常重要。

到底什麼是陽氣呢？在中醫裡，人們把陽氣又叫作「衛陽」或「衛氣」，「衛」是保衛的意思，陽氣就好比人體的衛兵，它們分布在我們肌膚的表層，負責祛除一切外邪，保衛人體安全。陽氣旺盛的人，很難被邪氣侵襲，不容易生病，人也會顯得精神。所以防病強身，最有效的方式就是養護陽氣。

生活中很多人會有陽氣不足的問題，也就是陽虛。很多人並不知道自己陽虛，更不知道如何判斷。陽虛體質主要表現為以下症狀：不僅冬天手腳冰涼平時也很怕冷，喜歡吃熱的東西，吃一點涼的東西或者衣服穿少了就容易腹瀉；精神不振，缺少活力；舌頭白潤潤、水汪汪的；臉色柔白或淡白，不喜歡活動。

陽虛體質的人，平時要注意溫補脾腎以祛寒。腎為一身陽氣之根本，脾為陽氣生化之源，因此補腎和補脾尤為重要。在日常飲食上，宜食味辛、性溫熱的食物，如甘薯、紅豆、黑豆、山藥、南瓜、韭菜等；少吃空心菜、大白菜、菠菜、茼蒿、白蘿蔔、冬瓜、苦瓜、茄子、綠豆等性寒涼的食物。

羊肉、鹿肉等具有養陽的功效，比較適合陽虛體質者進補之用。羊肉性溫味甘，是溫補佳品，有溫中暖下、益氣補虛的作用。入冬之後經常吃羊肉，能助元陽、補精血、益虛勞，使身體強壯起來。夏日三伏是天地陽氣最旺之時，陽虛的人可以在每伏吃一次杜仲羊肉湯，能起到補陽的效果。

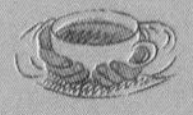

杜仲補腎湯

材料：

羊肉 250 克，杜仲 25 克，熟地黃 15 克，蔥、薑、鹽各適量。

做法：

1. 將羊肉洗淨，切成小塊。
2. 將杜仲、熟地用紗布包好，與切好的羊肉以及蔥、薑、鹽一起放入鍋中，加入適量水沒過所有材料。
3. 先用大火煮沸，再改用小火慢慢燉煮至羊肉熟爛，撈出藥包不用，食肉喝湯。

杜仲有補肝腎、強筋骨、溫通經脈的作用，對於陽虛怕冷、脾胃虛寒、肝腎功能減退的人來說，是一味溫補的好藥。羊肉也有溫補的功效。在三伏天喝熱湯，符合中醫「冬病夏治」的原則， 就是要在夏季借用自然界旺盛的陽氣，趁機驅走體內凝聚的陰寒之氣。如果家裡有腰部和膝蓋部位發寒、小便頻繁等症狀的中老年人，也可以多喝點杜仲羊肉湯。

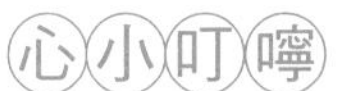

陽虛的人要少吃反季節食物，比如冬天不宜吃西瓜。按照自然規律，西瓜本是在夏天成熟的，可以清涼消暑，在冬天吃就是在用寒涼的東西刺激體內的陽氣，即使在溫暖的屋子裡根本感覺不到涼，也會使陽氣受損。

陰虛體質，杞菊老鴨湯可養陰

有的人看上去能吃能喝，說話也很有底氣，充滿了無限的活力，但看過中醫後，卻被說成是陰虛，這是怎麼回事呢？

中醫所講「陰虛」的「陰」指的就是人體內的津液，包括血液、精液、唾液等，這些像水一樣的東西在我們的體內循環流動，滋潤我們身體的每個角落。陰虛就是體內的陰液不夠用了，使身體內的陰陽不平衡，並且成為一種長期的狀態。陰虛的人為什麼看起來很有活力呢？這其實是虛假的繁榮，就像用火燒水壺裡的水，雖然壺裡的水都要蒸發見底了，但火依然在燒，水也就必須沸騰，繼續蒸發，這是典型的陰虛火旺。

怎麼看自己是不是陰虛體質呢？我們可以對照以下幾點自己檢查一下。

1. 皮膚容易乾燥

陰液在體內主要起滋潤和濡養作用，陰液減少，滋潤濡養的功能減退，人體就會出現乾燥的現象。

2. 經常感到五心煩熱

陰虛體質的人往往會出現兩手心、腳心及心胸口煩熱的現象，但體溫並不

見得會升高。這是因為陰液虧少，無法制約升騰的陽氣，火氣上擾於心，橫灼四肢，導致發熱。俗話說，無熱不生煩。但凡體內有熱，不論虛實，都會躁動不安、煩躁易怒。

3. 經常盜汗

中醫認為，陽虛則自汗，陰虛則盜汗。陰虛是引起盜汗的重要原因。盜汗，《黃帝內經》中稱之為「寢汗」，就是晚上睡著以後身體會出汗，醒來後汗就沒了。

除這些外，陰虛體質還容易出現便秘、口乾舌燥、眼睛乾澀等症狀。

陰虛火旺的人要多吃有養陰作用的食物，如荸薺、梨、銀耳、山藥、蓮子、木耳、桑葚、鴨肉等。此外，中醫上說，五臟之中，肝藏血，腎藏精，同居下焦，所以陰虛體質重在滋枸杞子有滋陰養血、補肝養腎、益精明目等功效，常用於治療肝腎陰虛所致的眼睛昏花、視力下降、遺精、耳鳴、少白頭等症，中國民間歷來有泡飲枸杞子酒的習俗。中老年人腎精虧損，多食用枸杞子，是很合適的。

菊花雖為常見之物，但藥用價值不可小視。《本草綱目》中說菊花味甘、性寒，有散風熱、平肝明目的功效。《群芳譜》[*1]言其「明目，治頭風，安腸胃，去白翳，除胸中煩熱，四肢遊氣，久服輕身延年。」《老老恒言》[*2]也說菊花能「養肝血，悅顏色」。可見古人非常推崇。

現代人經常看電腦、手機，用眼過多，眼睛無法得到充足的休息，容易出現視物模糊、眼睛乾澀等現象，是因為肝血耗損、肝陰不足，而養肝明目的最好方法，莫過於飲菊花枸杞茶。

枸杞子和菊花也是很好的煲湯材料，和老鴨一起煲湯，特別適合陰虛體質者食用。

*註1：全名《二如亭群芳譜》，明王象晉所編撰，介紹栽培植物。
*註2：清朝曹庭棟撰，為一老年養生專著。

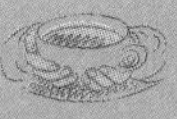

杞菊老鴨湯

材料：

老鴨半隻，枸杞子 10 克，菊花 5 克。

做法：

1. 將枸杞子、菊花放入清水中浸泡。
2. 將老鴨洗淨，斬成大塊，下入沸水中汆一下，撈出洗淨後放入湯煲中。
3. 在湯煲中倒入適量清水，大火煮沸後改小火燉，燉至六、七成熟時，倒入泡發的菊花和枸杞子，待鴨肉熟後，即可出鍋食用。

為什麼要選用老鴨一起燉呢？因為鴨子生活在水中，性寒涼，是涼補的最佳選擇，非常適合體內有熱的人食用。中醫認為鴨肉有滋五臟之陰、清虛勞之熱、補血行水、大補虛勞、養胃生津、健脾清熱等作用。

現在養殖業發達，禽類生長時間越來越短，真正的老鴨恐怕只能去農家院子裡找了。這道湯強調老鴨的價值是有原因的，與嫩鴨不同，老鴨經過一個冬春的成長，不僅營養豐富，滋補效果更佳。民間有「嫩鴨濕毒、老鴨滋陰」之說。《本草求真》也認為老鴨「食之陰虛亦不見燥，陰虛亦不見冷」，對於陰虛內熱的人來說，老鴨最為合適。

飲食只是調養陰虛體質的一方面，在日常生活中，陰虛體質者還應多保持鎮靜、安神。中醫認為，動能生陽，靜則生陰。陽虛動之，陰虛靜之。所以陰虛體質者應以靜養為主。

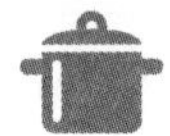

血虛體質，首選當歸參芪羊肉湯

現代人生活節奏快，不僅容易勞累過度，而且經常飲食不調，再加上心情不舒暢等因素，很容易出現血虛的問題。

什麼是血虛呢？在中醫看來，血是滋養身體的，如果人體內的血不足以滋養身體，那就是血虛。

血虛的人常見的情況為面色蒼白無華或萎黃、肌膚乾燥、唇色及指甲顏色淡白、頭昏眼花、心悸失眠、多夢、肢端發麻、舌質淡、脈細無力等，女性還常伴隨有月經顏色淡且量少等。

血虛體質需要補血，中醫最常用的補血中藥要數當歸。金元四大名醫之一的李東垣就以當歸為主藥創制了著名的當歸補血湯。

此方僅兩味藥：當歸、黃芪，按照 1 ： 5 的比例組方。在這個方子中，之所以補血的當歸用量比補氣的黃芪要少許多，還要從中醫對氣血關係的認識來說。氣血一陽一陰，一動一靜，一剛一柔，而且互為依存，互相轉化，所以補氣生血，是補血的根本方法。

中醫認為，氣生則血生，大量失血之後，如果單純補血，血不能速生，而是要益氣救陽。實際的臨床應用也驗證了此理論。現代醫學研究也表明，該方對心律失常、創傷感染、血細胞減少、崩漏失血等病症療效確切。

對於血虛的人，也可用中藥搭配食物做成可口的藥膳，比如當歸羊肉湯就是很合適的食療方。

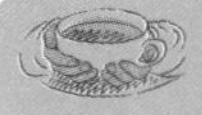

當歸參芪羊肉湯

材料：

當歸、黃芪、黨參各 15 克，羊肉 500 克，蔥 3 段，薑 3 片，料酒、鹽各適量。

做法：

1. 將羊肉洗淨，切塊，焯水後撈出沖淨備用。
2. 將當歸、黃芪、黨參裝入紗布袋內，紮口，與切好的羊肉一同放入鍋內。
3. 鍋內加適量水，放入蔥、生薑、料酒，先大火煮沸，再改用小火煨燉，直到羊肉爛熟，加鹽調味即成。

此湯適用於血虛及病後氣血不足和各種貧血症。湯中用到的當歸為補血調血的常用藥，中醫認為當歸味甘、辛、微苦，性溫，歸肝、心、脾經，具有補血和血、調經止痛、潤燥滑腸等功效，還可以用來治療子宮脫垂和遺尿等。

許多補血名方都含有當歸這味藥。李時珍在《本草綱目》中這樣描述當歸：「古人娶妻為嗣續也，當歸調血為女人要藥，為思夫之意，故有當歸之名。」

對於婦女血虛月經不調合併便秘的患者，以及老年人便秘患者，也可以利用當歸達到潤腸通便的作用。

在日常飲食上，血虛體質的人可以適當多吃具有補血養血作用的食物，如桑葚、黑木耳、菠菜、胡蘿蔔、牛肝、烏骨雞、甲魚、海參等；忌食辛辣刺激性食物，如大蒜、辣椒、芥末、白酒等，少吃海藻、荷葉、菊花、檳榔、生蘿蔔等性質寒涼的食物。

另外，中醫認為久視傷血，現代人每天長時間使用電腦、手機，也會耗損陰血，要注意讓眼睛得到休息。

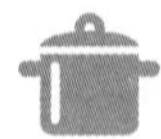

氣血兩虛，兩款經典湯氣血雙補

前面我們說過了氣虛和血虛，還有一種情況是氣血兩虛。氣是生命的本源，元氣充盈，身體才不容易得病，一旦元氣不足，各種疾病也就乘虛而入。但是補氣也不能盲目，那樣不僅達不到補氣的目的，還可能影響身體健康，因為這還牽扯到了血的問題。中醫認為「氣為血之帥，血為氣之母」，當人體元氣不足，很可能是因為血不足在先。血虛無法載氣，氣無所歸，長此以往，惡性循環，就成了氣血兩虛。

氣血兩虛不是短時間形成的，調理起來也不可操之過急。調理氣血兩虛，中醫常用的食物有豬肉、豬肚、牛肉、雞肉等，常與之相配伍的中藥有黨參、黃芪、當歸、熟地黃等。中醫裡有兩款氣血雙補的經典方：四君子湯和十全大補湯。

需要注意的是，不管是用食補還是用中藥調理，都需要在中醫的指導下服用。先補血，再補氣，才能達到氣血雙補的目的。如果一味補氣，往往適得其反。

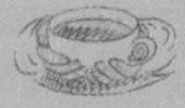

四君子湯

材料：

人參、白朮、茯苓各 9 克，炙甘草 6 克。

做法：

將上述材料用水煎服，每日 1 劑，不拘時飲用。

此湯可益氣健脾，適用於面色萎白或萎黃、語聲低微、氣短乏力、飯量較小、大便溏稀的人。

所謂「四君子」就是上述方中的這四味中藥。《本草綱目》裡記載，人參甘溫，益氣補中為君；白術健脾燥濕，合人參以益氣健脾為臣；茯苓滲濕健脾為佐；炙甘草甘緩和中為使。四味皆為平和之品，溫而不燥，補而不峻，有如君子之平和，故名「四君子湯」。

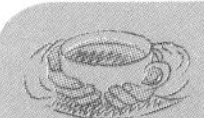

十全大補湯

材料：

黨參、炙黃芪、炒白朮、酒白芍、茯苓各 10 克，肉桂 3 克，熟地、當歸各 15 克，炒川芎、炙甘草各 6 克，墨魚、豬肚各 50 克，豬肉 500 克，生薑 30 克，豬雜骨、蔥、料酒、花椒、鹽各適量。

做法：

1. 將以上中藥裝入潔淨的紗布袋內，紮口備用。
2. 將豬肉、墨魚、豬肚洗淨；豬雜骨洗淨，捶破；生薑拍破備用。
3. 將豬肉、墨魚、豬肚、豬雜骨、藥袋放入砂鍋內，加適量水，放入蔥、生薑、花椒、料酒、鹽，置大火上煮沸，然後改用小火煨燉，待豬肉、豬肚熟爛時，撈起切條，再放入湯中。
4. 服用時撈出藥袋不用，食肉喝湯，分早晚 2 餐吃完，每週食用 2 次。

十全大補湯是補氣養血的要方，具有氣血雙補的作用，氣血兩虛的人一般服用一劑就能見效。服用此湯之後，面色萎白或萎黃、精神倦怠、腰膝乏力等症狀也會好轉。

陽盛體質，銀葉棗豆湯最合適

在中醫裡，陰陽是相互對立的概念。陽氣不足為陽虛，陽氣亢盛則為陽盛。陽盛則外熱，陽盛的人一般都比較怕熱，下面我們來看看陽盛有哪些具體特徵：

1. 精神飽滿，聲音洪亮，說話中氣十足，身體比較強壯。
2. 比一般人怕熱，而且容易出汗，經常覺得口乾舌燥，容易口臭。
3. 喜歡吃冷飲，不怕冷，不喜歡穿厚重的衣服。
4. 身體體味比較重，容易便秘，大便很臭。
5. 脾氣暴，易激怒，遇到一點兒事情就煩躁不安，還容易失眠。
6. 體內環境比較熱，臉上容易長痘，容易腹脹。

儘管從外表上看，陽盛的人給人一種精力旺盛、身強體健的印象，但這也是一種病理體質。一般情況下，男性比女性更容易陽盛，但如果女性出現陽盛的特徵，也應該要注意。

陽盛體質的人不輕易生病，一旦患病，多為突發病、急性病，主要見於感染性和傳染性疾病。因此，陽盛體質者不要自恃身體強壯而忽視養生。

在飲食上，陽盛體質的人應多吃滋陰降火、清淡的食物，適宜吃的蔬菜有芹菜、菠菜、油菜、金針菜、生菜、絲瓜、黃瓜、蘆筍、百合、番茄、瓠瓜、苦瓜、蓮藕等；適宜吃的肉食有鴨肉、兔肉、牡蠣、蟹、蚌等；適宜吃的水果有梨、李子、枇杷、柿子、香蕉、西瓜、柚子、柑、柳丁、甜瓜、羅漢果、楊桃、草莓等，總之以平性或偏涼性的食物為宜。

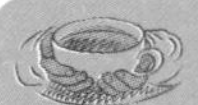

銀葉棗豆湯

材料：

乾銀杏葉 15 克，紅棗 10 枚，綠豆 100 克，白糖適量。

做法：

1. 將銀杏葉洗淨切碎，用紗布袋包好，紮口；紅棗用溫水浸泡片刻洗淨；綠豆洗淨濾乾。
2. 將銀杏葉放入砂鍋內，加水適量，小火燒開後煮 20 分鐘，將銀杏葉撈出，留湯。
3. 將紅棗、綠豆倒入湯內同煮，待綠豆煮熟後加糖調味即可。

白糖潤心肺，紅棗安神，銀杏葉平血壓、降血脂，綠豆止渴消暑，一起煮湯能起到降血壓、養心氣、消暑解毒、降膽固醇的功效，適合陽盛體質者服用。

陽盛體質者要少吃燥熱辛辣類的食物，特別是辣椒和蔥薑，像羊肉、牛肉這樣的溫陽食物也要少吃，以免陽氣更盛，損傷身體。最好不要喝酒，因為酒性辛熱。

陽盛體質者體內陽氣充盛，所以一般脾氣比較急，容易發火。多運動可以將多餘的陽氣散發出去，平時也要注意控制自己的情緒。

陽盛體質者容易上火、便秘，可常喝些菊花茶或者苦丁茶；若是經常口乾

舌燥，可以喝麥門冬湯；痤瘡不斷的人，要少吃油膩的食物，並注意保持皮膚衛生，維持充足的睡眠。

血瘀體質，當歸田七烏雞湯活血化瘀

血瘀體質，從字面來理解，就是身體裡面的血液流通不暢，有了淤堵，就像河道裡面有淤泥，河流就不能順暢流通。淤則不通，不通則痛。現代很多女性都會痛經，痛經大部分原因都是因為血瘀造成的，當然並不是所有的痛經都是因為血瘀，這要看身體還有沒有其他血瘀的症狀。

血瘀體質的根源是血行遲緩不暢。血虛的人一般身體較瘦，頭髮容易脫落，面色一般較晦暗，皮膚偏暗，還容易出現瘀斑；頭、胸、腹、背、腰、四肢等部位有固定的疼痛，時時發作；常有胃脘飽脹難消，按該部位時感覺不適等情況。

形成血瘀體質有兩個原因，一個是身體出現了離經之血，血液應該在經絡或脈絡裡面循環，但是如果它不在自己的軌道裡運行，而是跑了出去，就成了離經之血。血液離開自有的經絡就不能順暢運行，一定會形成瘀血。另外一個是氣滯造成的血瘀。氣為血之帥，血液通過氣的推動在經絡裡面循環，如果氣停滯了，血液也就停滯了，在這種情況下也會形成血瘀。

造成離經之血和氣滯血瘀主要有兩個原因。一個是因為人的情緒不調，如果愛生悶氣、常鬱悶，就容易導致氣滯從而形成血瘀；另外一個是因為寒邪侵襲，寒邪有凝滯的特點，所以它侵襲的地方都會形成凝滯不通的狀態。經脈不通了，血液就會瘀滯在那裡。

血「瘀」住了，就要想辦法讓它順暢。因此，血瘀體質者平時可多吃些行氣、活血、化瘀的食物，如桃仁、油菜、黑豆具有活血祛瘀的作用；黑木耳能清除血管壁上的淤積；適量的紅葡萄酒能擴張血管，改善血液循環；山楂或醋等酸味食物能降低血脂、血黏度，又能消食健胃。血瘀體質的人一定要少吃鹽和味精，因為這二者會增加血液黏度，從而加重血瘀程度，也不要吃過於寒涼的食物，特別是冰鎮食物。西瓜、冬瓜、絲瓜、大白菜等性質偏涼的食物也要儘量避免食用。

活血化瘀，當歸和田七是很好的中藥，可與具有補血功效的烏骨雞一同煲湯食用。

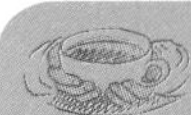

當歸田七烏雞湯

材料：

烏骨雞 1 隻，當歸 15 克，田七 5 克，生薑1塊。

做法：

1. 先把當歸和田七放進清水中浸泡清洗。
2. 把烏骨雞洗淨，放入燉盅內，然後把洗好的當歸、田七、生薑一起放在烏骨雞上，再加適量的鹽和清水（清水一定要沒過烏骨雞）。
3. 蒸鍋內加水，大火燒開後放入燉盅，隔水蒸 3 個小時，待雞肉爛熟即可。

當歸的主要作用是補血活血，也有調經止痛、潤腸通便之效。田七止血化瘀、消腫止痛，能治一切血病。烏骨雞有補虛勞羸弱、治消渴、婦人崩漏帶下，以及虛損諸病的功用。經常食用當歸田七烏雞湯，不僅能化血化瘀，還有養血的作用。

這道湯雖然味道很鮮美，但陰虛火旺的人最好別吃，因為會加重煩躁、口

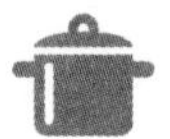

乾舌苦症狀。感冒或者腸胃不好時也不建議吃，因為此時腸胃消化功能差，這道湯略滋膩，吃了會加重症狀，可等病好了再吃。

另外，山楂也有改善血瘀的作用，可以適當吃些。如果症狀不太嚴重，也可以使用黃芪，它的補氣效果很好，氣足了就能推動血，平時可以用來泡水代茶飲，每天放上十幾片，沖飲至味淡。

憂鬱的人容易血瘀，反過來，血瘀體質的人也愛生悶氣，容易鬱悶。所以血瘀體質的人應該儘量保持樂觀的心態，凡事想開，不要鑽牛角尖。開心了，精神就好，血就會在自己的通道上順暢地運行，各種血瘀症狀慢慢就消失了。

痰濕體質，紅豆鯉魚湯除濕化痰

經常聽到有人說：「我喝涼水都會胖。」這種人如果想瘦下來，首先要搞清楚自己為什麼會「喝涼水也胖」。在中醫裡，這種體質被稱為痰濕體質，是指由於水液內停而痰濕凝聚，形成以黏滯重濁為主要特徵的體質狀態。一般情況下，這種人比較肥胖，也有以前消瘦而現在肥胖的。這類人不但容易發胖，而且身體發沉，不愛活動，總是想睡覺，一眼看上去總是懶懶的樣子。

其實胖人多痰濕的觀點在古代就有人提出來了，宋代楊仁齋在《仁齋直指方》中記載：「肥人氣虛生寒，寒生濕，濕生痰，故肥人多寒濕。」這說明了肥胖人多痰濕的根本原因是「氣虛生寒」。而清代《石室秘錄》中載有：「肥人多痰，乃氣虛也，虛則氣不運行，故痰生之。」這也說明了痰濕的成因與氣虛有關。《張聿青醫案》更是明確指出：「形體豐者多濕多痰。」根據這些醫學資料的記載，我們可以知道，肥胖者的體質多是偏於痰濕的。

痰濕體質的人一般胳膊和腿都不是很粗，但是肚子大。面部油脂多，眼瞼微腫脹，易出汗，即使沒感冒也會感覺嗓子裡有痰咳不出來，晚上睡覺時痰更多。小便渾濁且泡沫較多。痰濕體質的人多半性情穩重，脾氣溫和，但也容易患一些慢性病，如高血壓、糖尿病、冠心病、痛風、哮喘等。

形成痰濕體質通常有兩種情況：一是外界環境潮濕，濕氣侵入人體所致，比如住處潮濕、淋雨、空氣潮濕等。二是體內的濕，就是體內水分過多或代謝廢物排泄不暢，時間長了就形成痰濕。痰濕體質的人多伴有脾胃功能失調、內分泌失調等。 一方面，這種失調會造成代謝不暢而生痰濕；另一方面，痰濕也會導致或加重這種失調。

痰濕體質的調理要從內外兩方面進行。對付外濕，要注意改善居住環境，比如保持居室乾燥通風，居住地不宜潮濕，在陰雨天氣要避免淋雨等。對付內濕，可在飲食方面吃味淡性溫平，具有健脾利濕、化痰祛痰功效的食物。少吃或不吃肥甘厚味，少飲酒，細嚼慢嚥，不暴飲暴食。

適合痰濕體質者吃的食物有很多，如海帶、冬瓜、荷葉、山楂、荸薺、紫菜、枇杷、白果、紅棗、扁豆、紅豆等。將紅豆與鯉魚一起燉湯，就有很好的祛濕效果。

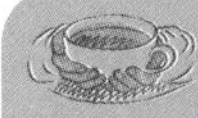

紅豆鯉魚湯

材料：

鯉魚 1 條，紅豆 50 克，陳皮 10 克，乾辣椒 2 根，草果 1 個，生薑 3 片，蔥 2 段，料酒、胡椒粉、料酒、鹽各適量。

做法：

1. 將鯉魚去鱗、鰓、內臟，洗淨備用。
2. 將紅豆、陳皮、辣椒、草果填入魚腹，放入盆內，加生薑、蔥段、胡椒粉、鹽、料酒，上籠蒸熟即成。

此湯可健脾除濕化痰，適合痰濕體質且有疲乏、食欲不振、腹脹腹瀉、胸悶眩暈等症狀的人食用。

中醫認為，黏的東西大多是可以補脾補氣的，比如山藥，滑潤、好消化、不滋膩，很適合痰濕體質的人；但是像湯圓、炸糕*這類黏性食物就不要多吃，裡面含有大量的糖和油，甜膩而難以消化，會影響脾的功能而生痰。此外，痰濕體質的人還要少吃寒冷、肥甘、油膩、滋補、酸澀及苦寒之品。

貼心小叮嚀

痰濕體質的人通常不喜歡喝水，但有些人為了減肥會刻意多喝水，這樣容易導致腹脹、面部虛胖、手腳腫脹、體重增加、大便不暢等不適症狀。其實，痰濕體質的人即使多喝水，也不會達到「排毒減肥」的目的，只要做到口渴即飲就可以了。

濕熱體質，冬瓜老鴨湯祛濕除熱

有些人年紀不小了還在長痘痘，這種痘痘可不是青春痘，而是由於體內濕熱所致。當人體內濕熱過重，裡面又不「通風」，毒氣無法排出，只能變成痘痘往外擠。有這種情況的人一般是濕熱體質，在外貌上也比較容易辨認：臉上油乎乎的，滿臉是痘痘。

濕熱體質是怎麼形成的呢？要明白這個問題，我們就先要弄清楚什麼是濕熱，濕熱有哪些表現。所謂「濕熱」雖然放在一起說，其實要分開瞭解，什麼

*註：炸糕，中國北方的一種麵食。

是濕，什麼是熱。

濕就是通常所說的水濕，它有外濕和內濕之分。外濕就是環境潮濕，比如居室潮濕、淋雨、涉水等；內濕一般與消化功能不好有關，是一種病理產物。

中醫認為，脾可以「運化水濕」，如果一個人身體虛弱、消化不良或暴飲暴食，吃過多油膩的食物或甜食，脾就很難正常運化，導致「水濕內停」。

脾虛的人也易招來外濕的入侵，外濕也常會阻礙脾胃氣機，使濕從內生，所以內濕和外濕兩者是既獨立又關聯。

再來說熱。濕熱體質就是濕與熱同時存在，比如剛下過雨的夏天，又濕又熱，濕熱並襲人體，或者人體本身有濕，長久不除，繼而會化熱。總之，濕熱經常是同時存在的。

濕熱體質是一種較為常見的偏頗體質。濕熱體質的人常有以下表現：

1. 形體偏胖或消瘦。
2. 面垢油光，多有痤瘡粉刺，皮膚容易瘙癢，常感口乾口苦、口臭或口中有異味，眼睛紅赤、心煩懈怠、身重困倦、小便赤短、大便燥結或黏滯、男性多有陰囊潮濕、女性常有白帶增多，病時上述徵象會加重。
3. 舌質偏紅，舌苔黃膩。
4. 脈象多見滑數。
5. 性情急燥、容易發怒。
6. 不能耐受濕熱環境。
7. 易患胃炎、膽囊炎、泌尿系統炎症、各種熱症、癰瘡和癤腫等病症。

濕熱體質的人飲食方面宜清淡，忌辛辣油膩。可以多吃一些芳香的蔬菜，如香菜、荊芥、藿香等，但不能吃得太多，當配菜來吃比較好，因為芳香的食物大都有清除濕氣的作用。還有黃豆芽、綠豆芽、冬瓜、木瓜、山藥，這些菜

可以作為主菜來吃，有利濕作用。偏於涼性的竹葉、荷葉可以清熱利濕，每天用來泡茶喝能幫助清除體內的濕熱。生薑、大茴香、桂皮等香料具有祛寒、除濕、發汗等功效，每天做飯時適當放一點有溫中祛濕的作用。

喝粥也是很好的選擇，可用茯苓、白朮、小米、大米各適量，每天煮粥喝，能健脾祛濕養胃。湯煲方面則可選冬瓜、赤小豆與排骨、鴨肉等同煲，能清熱利濕。

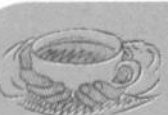

冬瓜老鴨湯

材料：

冬瓜 1000 克，水鴨半隻，豬瘦肉 150 克，薏米 50 克，陳皮 10 克，生薑 3 片。

做法：

1. 以上材料分別洗淨，冬瓜連皮連籽切厚塊，薏米、陳皮稍浸泡，水鴨去尾部、臟雜，切塊。
2. 將冬瓜、薏米、陳皮、水鴨與生薑一起放入瓦煲，加入清水 3000 毫升（約 12 碗量），大火煮沸後改為小火煲 1.5 小時。
3. 加鹽調味即可出鍋。

冬瓜可清熱利水，水鴨能養陰益氣，是清補佳品，搭配健脾利濕的薏米、醇香化氣的陳皮，同煮為湯，可以益氣而養陰，男女老少都適合。尤其是在夏季暑濕重的時候，這道湯能幫全家人祛濕除熱。不過這道湯比較費時間，需要提前準備。

除了飲食調理，濕熱體質的人居住環境一定要乾燥、通風，不要熬夜和過於勞累，以免加重症狀。可以適當做一些運動量大的鍛煉，如中長跑、游泳、爬山、各種球類等。但盛夏暑濕重時，最好減少戶外活動時間。

濕熱體質者容易心煩易怒、急躁，所以平日要加強意志鍛煉，學會控制情緒，保持心態平和、穩定。

貼心小叮嚀

濕熱體質的人應忌食辣椒、大蒜、牛肉等甘溫滋膩的食物及火鍋、烹炸、燒烤等辛溫助熱的食物。少吃鳳梨、荔枝、芒果等溫性水果，少吃過甜、過鹹的食物和碳酸類飲料等，以免助濕生熱。

氣鬱體質，菊花雞肝湯行氣解鬱

我們知道，人的性格與先天遺傳和後天經歷有關。有的人平時性情急躁易怒、易激動，有的人經常鬱鬱寡歡，疑神疑鬼。總之，人的性格可謂多種多樣。有些人則是由於個人欲望得不到實現，長期憂愁、鬱悶、焦慮等，自己無法化解，心裡的怨氣越積越多，就會覺得心煩胸悶。中醫上管這個叫氣鬱。氣鬱體質通常和人的性格有關。

在中醫看來，人體的「氣」是要運行的，這項工作主要靠肝來完成，氣鬱則會表現在肝經所經之處氣機不暢，因此往往也叫肝氣鬱結。

氣鬱的人，一般體型偏瘦，而且女性居多，這主要是由於現代生活節奏快、壓力大，再加上女性比較情緒化，容易氣機不暢，導致氣鬱。

在性格上，氣鬱的人一般較內向，情緒多變，一點小事都會觸動敏感的神

經，而且多疑。總是憂心忡忡、經常嘆氣、很惆悵的樣子。

氣機若不暢，氣就會在人體內亂竄，所以還會出現疼痛的現象。此外，氣鬱的人痰多、大便偏乾，很少便溏。很多憂鬱症患者就是氣鬱時間長了沒有好好調理所致。

氣鬱的人可以通過食療來調理。中醫認為，肝主疏泄，可以調節全身的氣機，所以氣鬱的人應以疏肝理氣為主，平時多吃一些有理氣作用的食物。白蘿蔔可以順氣，是很好的疏肝理氣食物。

有些人在吃蘿蔔時習慣削掉外皮，其實蘿蔔皮的營養很豐富，還可入藥，比如用蘿蔔皮煮水就有很好的止咳效果，所以吃蘿蔔時最好連皮一起吃。

柑橘也有理氣的效果。中醫認為，柑橘具有順氣、止咳、健胃、化痰、疏肝理氣等多種功效。橘子的皮、核、絡、葉都可入藥。其中，橘皮經過炮製後就成為陳皮，是理氣最常用的藥材。橘核有散結、止痛的功效，可用來治療睾丸腫痛、乳腺炎性腫痛等症。橘絡可以通絡化痰、順氣活血，所以吃橘子時最好不要把橘絡扯下來，應連著橘瓣一起吃掉。

香菜也是理氣的佳品。在人們的日常飲食中，香菜通常以「配角」的形式出現，很少有人瞭解它的藥用功效。《本草綱目》認為：「胡荽（香菜），辛溫香竄，內通心脾，外達四肢，能避一切不正之氣。」《嘉佑本草》則認為：「（香菜） 消穀，治五臟，補不足，利大小腸，通小腹氣，拔四肢熱，止頭痛，通心竅。」所以氣鬱體質的人可以經常吃。

此外，我們也可以經常製作一些疏肝理氣的湯粥作為調理。

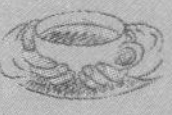

菊花雞肝湯

材料：

銀耳 5 克，菊花 10 朵，茉莉花 24 朵，雞肝 100 克，料酒、薑汁、鹽各適量。

做法：

1. 銀耳泡發後洗淨，撕成小片；菊花、茉莉花用溫水洗淨；雞肝洗淨切薄片備用。
2. 鍋中加水燒沸，加入料酒、薑汁，然後下入銀耳煮 10 分鐘，再下入雞肝煮沸，除去浮沫。
3. 待雞肝熟後，加鹽調味，再入菊花、茉莉花稍煮 2 分鐘即可。

菊花性甘、微寒，可以散風熱、平肝明目、消咳止痛，用於治療頭痛眩暈、目赤腫痛、風熱感冒、咳嗽等病症效果顯著，還可以提神醒腦。茉莉花辛、甘、涼，可清熱解毒、理氣和中、開鬱避穢，常用於治療下痢腹痛、目赤腫痛、瘡瘍腫毒等病症。雞肝性味甘苦、微溫，可補肝益腎、安胎、止血補血。三者一起煮湯，不僅能行氣、解鬱，還可消食、醒神。

貼心小叮嚀

氣鬱體質者應少食收斂酸澀之物，如烏梅、南瓜、泡菜、石榴、青梅、楊梅、草莓、楊桃、酸棗、李子、檸檬等，以免阻滯氣機，因為氣滯則血凝。也不可多食冰冷食品，如冰淇淋、冰凍飲料等。

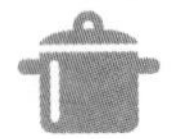

特稟體質，丹參紅棗湯可防過敏

除了前面我們提到的各種體質，在中醫裡還有一種比較特殊的體質——特稟體質。這是由先天因素和遺傳因素造成的生理缺陷形成的一種特異性體質，最常見的特徵就是容易過敏，所以也稱為過敏體質。

中醫認為，體質的形成主要是遺傳因素造成的。《諸病源候論》中說，母親在懷孕期間若飲食過度寒涼，寒氣就會傷害胎兒的腸胃，胎兒出生後，腸胃間也會有寒氣。《醫宗金鑒》中說，父母氣血虧虛，小兒先天稟賦不足，就易患「五遲」證，如筋骨軟弱、行步艱難、牙齒生長慢、坐立不穩等，這些都與先天腎氣不足有關。

特稟體質的表現有很多種，比如容易患哮喘，對藥物、食物、氣味、花粉等過敏；不感冒也常有鼻塞、流鼻涕或流眼淚的症狀；每當季節轉換、溫度變化或聞到異味，會出現咳嗽、氣喘、氣悶等症狀。

有些人的皮膚輕輕抓一下，就會出現明顯的抓痕，或者周圍皮膚發紅，眼睛容易出現紅血絲、瘙癢或紅腫。有些人則會經常無緣無故出現腹痛、噁心、嘔吐、腹瀉等。春季或秋季常有咽喉發癢、腫痛、有異物感等。

此外，特稟體質的人對環境的適應能力也比較差，遇上換季或變天就容易發病，性格也比較敏感和脆弱。

特稟體質者臉常較乾燥，易脫皮，有些人臉上容易出現一簇簇的紫紅色出血點或者風團、丘疹、紅血絲等，尤其是在食用某些食物，接觸某些花粉、金屬、動物皮毛，用過某些化妝品或染髮劑之後更易出現這種情況。

特稟體質者還有一個特點是，在未接觸過敏原時並不會發病，有的人甚至一輩子也不會發生過敏性疾病。然而一旦接觸了一定數量的過敏原，就會即刻發病。不同特稟體質的人對過敏原的反應各異，有人對酒過敏，也有人對魚蝦過敏，甚至對牛奶過敏。現在的醫學可以準確篩查對某類食物過敏，但要澈底治癒還是比較麻煩。要想避免過敏，還得增強抵抗力，從根本上改善過敏體質。

特稟體質者飲食要清淡，合理搭配食物，少吃生冷、辛辣、肥甘油膩食物，宜食胡蘿蔔、番茄、金針菇、黑木耳、蘑菇、青椒、木瓜、高麗菜、花菜等富含維生素的蔬菜和具有補益肺脾、調理肺脾功能的水果，如鴨梨、石榴、桑葚、葡萄、番茄、橘子、奇異果、蘋果、草莓、櫻桃等。

特稟體質者可以多吃紅棗，因為紅棗中富含環磷酸腺苷，這是一種效果良好的抗過敏物質，可有效防止發生過敏反應。長期持續吃紅棗，容易過敏的現象也會明顯減少。

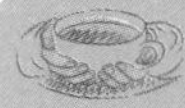

丹參紅棗湯

材料：

丹參 15 克，紅棗 10 枚，白茅根 30 克。

做法：

1. 將丹參、紅棗和白茅根（用紗布包好，紮口）放入鍋中，加適量清水，大火煮沸後改小火煎煮成汁，倒出藥汁備用。
2. 鍋中再次加入適量清水，大火煮沸後改小火熬煮成汁，將兩次煎好的藥汁倒在一起，當茶飲用。

丹參性微寒味苦，歸心、肝經，可以清心除煩、養血安神、活血調經、祛瘀止痛。白茅根性寒味甘，可涼血止血、清熱生津。紅棗不僅是補血養顏的食

療佳品，還可以補中益氣、補益脾胃、養心安神，經常吃紅棗還可以提高人體免疫力，幫助特稟體質者抵禦感冒的侵襲。這款湯可健脾養胃、補氣固血、清熱化瘀，尤其適合過敏性紫癜患者食用。

特稟體質者吃紅棗時，水煮、生吃都可以，每次 10 顆，每天 3 次。但紅棗含糖量高，不適合舌苔白厚、食欲不振、腹脹的患者。

特稟體質的人還可以食用固表粥：取烏梅 15 克、黃芪 20 克、當歸 12 克，放砂鍋中加水煎開，再用小火慢煎成濃汁，取出藥汁後再加水煎開後取汁，合並藥汁，用藥汁煮白米成粥，加冰糖趁熱食用。可益氣固表，預防過敏。

貼心小叮嚀

特稟體質者容易對某些食物過敏，因此對以上所提及的食物過敏者，也應忌食。

第五章

滋補養生湯，喝出身體好狀態

養生最重要的一點是防病於未然，就是要強健身體，讓身體正氣充足，預防外邪入侵。每個人的身體狀態各不相同，有人容易上火，有人常失眠，有人消化不好……飲食調養當然也要各有側重。

安神助眠

生活壓力大、疾病或是身體不適等原因都會引起失眠。長期失眠對人的生理、心理都會造成嚴重影響。中醫將失眠稱為「不寐」「不得臥」，並根據病因、症狀、病機的不同，把失眠歸結為四種類型。

第一類：心火熾盛

這類失眠大多由於情鬱而化火，或是過多食用辛辣刺激的食物久鬱化火，火熱之邪內侵，導致心的陰陽平衡失調。中醫認為，心主血脈，人的神志活動歸心管。心的陰陽失調，陰不制陽，導致血熱上行，人就會上火，神志也會受到干擾，出現失眠的症狀，並伴有心煩、口乾、舌赤生瘡、尿黃、舌尖紅、舌苔薄白等症狀。另外，心火熾盛的人很容易忿怒或憂鬱。

因心火旺盛而失眠的人，平時應少吃肥甘厚膩和辛辣刺激之物，多吃一些清心火的食物。「五味」之中苦味入心，因此可以適當多吃苦瓜、杏仁等苦味食物。也可適當吃點清心火的食物或中藥，如蓮子、麥冬等。

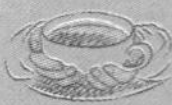

冰糖蓮子梔子湯

材料：

蓮子 30 克，梔子 15 克，冰糖適量。

做法：

1. 將梔子用紗布包好，紮口。
2. 將蓮子用水浸泡，發透後去心。

3. 鍋中加水，放入蓮子和梔子一起煮開，然後改用小火，煨至蓮子熟爛時加冰糖適量，略燉即成。

此湯味道略苦，但很爽口，又能清熱去火，很適合心火旺盛的人食用。

第二類：肝氣鬱結

肝氣鬱結多是由於肝失疏泄造成的。肝的疏泄功能關係到全身氣機的條暢，當肝失疏泄，就會出現氣機鬱結，人的情志也會抑鬱，進而引發失眠。

肝氣鬱結的人常有脅肋脹痛、小腹脹悶竄痛、胸悶、常嘆氣等症狀。如果不調理，時間長了還會導致肥胖，女性則可出現月經不調、乳腺增生，甚至是乳腺癌等。

對於肝氣鬱結導致的失眠，應以疏肝解鬱為主，如果是痰濕引發的肝氣失調，則要理氣化痰。下面這道黃花菜合歡湯就很適合肝鬱失眠的人。

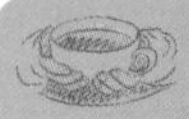

金針菜合歡湯

材料：

金針菜（乾）30 克，合歡花 10 克，蜂蜜適量。

做法：

1. 將金針菜連同合歡花一起放入鍋中，用水煎 15 分鐘後濾去殘渣留汁。
2. 加入適量蜂蜜，再用小火煎 2～5 分鐘。可在睡前飲用。

金針菜性平味甘，微苦，可以利尿清熱、解毒消腫、除煩止血等，金針菜中含有的卵磷脂能健腦、抗衰老。合歡花可寧神，對鬱結胸悶、健忘、神經衰弱等症狀有良好的治療作用。而蜂蜜中的葡萄糖、鎂、磷、鈣等能夠調節神經系統、緩解神經緊張。故此湯有解鬱安神的療效，可用於治療虛煩不安、心煩鬱悶、夜不能眠等。

第三類：陰血虧虛

導致陰虛血虧的原因有多種，大多數是因為久病或過勞。孕婦在分娩過程中失血過多，也會導致體內津傷陰虧，筋脈失養，血虛肝風內動，因此而出現失眠症狀。

陰血虧虛的人容易健忘，會有心悸怔忡、四肢抽搐、盜汗、虛煩不安等症狀。另外，由於血虛不能榮養面部，也會有面色無華、萎黃的特徵。

對於陰血虧虛導致的失眠，可以用酸棗仁湯來調理。

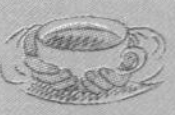

酸棗仁湯

材料：

酸棗仁 18 克，甘草 6 克，知母 12 克，茯苓 6 克，川芎 6 克。

做法：

將以上原料加水煮 15 分鐘，去渣取汁，臨睡前服用。

酸棗仁湯是中醫治療失眠的經典方劑。其中，酸棗仁養血安神，配知母、茯苓滋陰清熱，除煩安神，適用於心肝血虛、虛熱內擾之虛煩失眠、心悸，伴咽乾口燥等。

第四類：心脾兩虛

有些人不僅飽受失眠之苦，即使睡著了也容易做夢，特別容易醒。這類人常伴有心悸健忘、神疲食少、倦怠、腹脹便溏等症狀。一般是心脾兩虛所致。

心脾兩虛是指心血不足與脾氣虛弱兩證共存。飲食不節制、思慮過度、勞累、久病都會傷及人的脾氣。過於勞倦也會傷及心血，心血不足，心神失養，也會造成失眠。

心脾兩虛導致的失眠要以健脾養心為主，平時可以多吃一些紅棗、小米、百合、龍眼、山藥等食物。常喝桂圓蓮子湯也能起到調理效果。

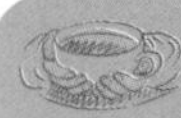

桂圓蓮子湯

材料：

蓮子 20 克，桂圓肉 15 克，冰糖適量。

做法：

1. 蓮子洗淨入鍋，加水，煮到軟爛時放入龍眼肉。
2. 再煮 5 分鐘，起鍋前加入適量冰糖煮化即可。

此湯有養心、寧神、健脾、補腎的功效，最適合睡眠品質差的中老年人，或長期失眠者服用。

通便排毒

很多人患有便秘，但自己沒當回事，認為是小毛病，反正身體沒什麼其他不適，不影響生活和工作，就懶得去解決這個問題。其實不然，便秘嚴重時還會伴隨腹脹腹痛、食欲減遲、噯氣反胃、大便帶血等症，可不是小問題。

元朝名醫朱丹溪曾說：「五味入口，即入於胃，留毒不散，積聚既久，致傷沖和，諸病生焉。」人吃了食物之後，腸中的殘渣、濁物必須及時清理，排出體外，才能保證機體的生理功能。如果大便經常秘結不暢，就會導致濁氣上擾，氣血逆亂，臟腑功能失調，從而產生或誘發多種疾病，如頭痛、牙痛、冠心病、高血壓、腦血管意外、腸癌等。便秘不僅讓人排便艱難，還會加速人體衰老。

對於便秘患者來說，多喝湯絕對是緩解和治療最有效的途徑，因為大便燥結難下，最主要的原因是身體缺水，湯水正好能為身體補水，滋潤腸道。

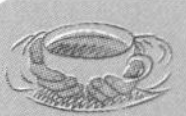

鳳梨苦瓜湯

材料：

苦瓜半根，新鮮鳳梨半個，排骨 250 克，料酒、鹽各少許。

做法：

1. 排骨汆燙去血水後，加料酒 1 大匙及適量清水，煮約20分鐘。
2. 苦瓜洗淨後去籽切塊，鳳梨去皮去心，切塊備用。
3. 將苦瓜及鳳梨放入煮好的排骨湯中，大火煮沸後改小火燉約 20 分鐘，最後加鹽調味即可。

鳳梨苦瓜湯不僅可以降火，還能改善消化不良、脾胃虛弱，對便秘也有很好的緩解作用。

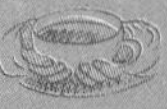

黃瓜雞蛋紫菜湯

材料：

黃瓜 1 根，雞蛋 1 個，紫菜、太白粉、鹽、香油各適量。

做法：

1. 鍋中放入清水、薑片燒開；雞蛋打破攪勻。
2. 紫菜撕碎放入鍋中，放入黃瓜片。
3. 用太白粉勾芡，淋入雞蛋液，最後加鹽和香油調味即可。

黃瓜有清熱解毒、生津止渴，排毒、清腸、養顏的效果，所含的黃瓜酸能促進人體新陳代謝，排出毒素；黃瓜還含有豐富的維生素，能美白肌膚，抑制黑色素形成。

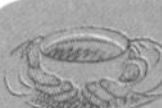

蜂蜜雪梨湯

材料：

雪梨 2 個，蜂蜜 30 克。

做法：

1. 雪梨洗淨切塊。
2. 鍋中加水，放入雪梨塊，大火煮沸後改小火燉 20 分鐘，最後加入蜂蜜即可。

蜂蜜味甘性平，自古就是排毒養顏的佳品，含有多種人體所需的胺基酸和維生素。常吃蜂蜜不僅能排毒通便，對防治心血管疾病和神經衰弱等症也有一定的效果。

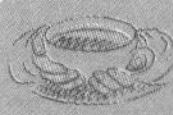

杭菊胡蘿蔔湯

材料：

菊花 6 克，胡蘿蔔 100 克。

做法：

1. 胡蘿蔔洗淨切片，菊花沖洗乾淨備用。
2. 鍋中放水燒開，放入胡蘿蔔片煮熟，加入菊花煮 2 分鐘。
3. 最後加入鹽、香油調味即可。

菊花味苦、性涼，入肺、肝、腎經，有清熱解毒、涼血的作用；胡蘿蔔味甘，性涼，有養血排毒、健脾和胃的功效。

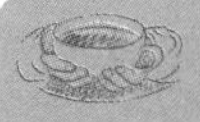

平菇豆芽蔬菜湯

材料：

平菇 100 克，豆芽 50 克，白菜 100 克，胡蘿蔔 100 克，香蔥、骨湯、鹽、胡椒粉各適量。

做法：

1. 蔬菜洗淨，分別切塊或片備用。
2. 胡蘿蔔片加入骨湯，大火煮開，轉小火煮 10 分鐘。

3. 改大火加入白菜、平菇再次煮沸，轉小火繼續煮 10 分鐘。
4. 改大火加入豆芽、香蔥段，煮沸後關火，最後加鹽、胡椒粉調味即可。

此湯富含粗纖維和木質素，可維持腸內水分平衡，還可吸收腸道內多餘的膽固醇、糖分，並將其排出體外，對預防便秘、腸癌、動脈硬化、糖尿病等都有益處。

中醫有「治未病」的理念，認為預防勝於治療。對於便秘，不僅要治，更要防。在日常生活中多吃粗糧和根類蔬菜有利於保持大便通暢，因為粗糧中富含的食物纖維對通便排毒很有幫助，根類蔬菜如牛蒡、胡蘿蔔等的纖維素含量也很豐富，對便秘的防治都有效果。

水是軟化大便、保證腸道通暢所不可缺少的，不論工作多忙，每天都要喝足夠的水來維持身體所需。

揉腹可以舒暢氣血，促使胃腸平滑肌張力，促進腸蠕動，增強消化排泄功能，以利於通便排毒。

運動量不足的人，腸道蠕動也很遲鈍，會使得糞便停滯不下，所以多運動也是預防便秘的好方法。

貼心小叮嚀

很多人都認為吃香蕉可以緩解便秘。其實，香蕉性味寒涼，比較適合燥熱內結引起的便秘，如果便秘不是因此而起，那麼香蕉就沒有通便效果，反而可能加重症狀。

燥熱內結導致的便秘最為常見，這種類型的便秘患者有一個典型的特徵——口臭，這種情況適合吃香蕉來通便，但要注意食用成熟的香蕉，未成熟的香蕉反而有收澀作用，會加重便秘。

健脾祛濕

在中國大陸，北方人如果去南方過冬，一定會深有感觸，那就是南方冬天陰冷潮濕，真是冷到了骨頭裡，加上很少有暖氣，感覺比北方還要冷。

論溫度，中國南方的冬天最冷也冷不過北方，但為什麼北方人在南方過冬也會覺得非常冷呢？這是因為南方不僅寒冷，而且潮濕，濕氣加上寒氣就形成了寒濕。中醫認為，在致病的風、寒、暑、濕、燥、火這「六淫邪氣」中，濕邪最難對付。濕氣不會單獨致病，而是會與別的邪氣相結合，寒濕之冷直擊骨髓也就不足為怪了。

濕氣遇寒生寒濕，遇熱則形成濕熱。夏季的「桑拿天」就是濕熱交加，讓人喘不過氣來；濕氣遇風則成為風濕，導致各種慢性疾病……。

以上說的是自然界的濕氣對人體的影響。現代人吃的過於精細，多膏粱厚味，身體水濕運化不利，也會生濕氣。

要判斷自己體內是不是有濕，我們可以看兩點：

1. 看大便

正常的大便是金黃色的，圓柱體，很通暢。如果大便不成形，長期便溏，體內必然有濕；如果大便成形，但大便之後總會有一些黏在馬桶上，很難沖下去，也是體內有濕，因為濕氣有黏膩的特點。

如果不方便觀察馬桶，也可以觀察衛生紙。若大便正常，一張衛生紙就能擦乾淨。但體內有濕的人，得三到五張才能擦乾淨；如果有便秘，而且大便不成形，則説明體內濕氣很重，濕氣的黏膩性讓大便黏在腸子上，被腸子吸收，無法排出體外，毒素在體內堆積，人就容易生病。

2. 看起床的狀態

體內有濕氣的人，即使每天睡眠時間很充足，起床的時候也會感覺非常困倦，打不起精神。中醫裡講「濕重如裹」，就是説身體好像被一塊濕布包裹著，非常黏膩，不舒爽。如果有這種感覺，説明體內濕氣重。

現代人普遍處於亞健康狀態，其中很多就是因為體內有濕。只要將濕邪除去，亞健康狀態就會慢慢變成健康狀態，慢性病也會漸漸好起來。要祛除濕邪，常見的薏米就很有效。

薏米即薏仁，在中藥裡稱「薏苡仁」，《神農本草經》將其列為上品，它可以治濕痹，利腸胃，消水腫，健脾益胃，久服輕身益氣。最常用的祛濕方法就是用薏米加赤小豆煮湯。

赤小豆，紅色入心，能補心養血。古籍裡記載它「久服令人瘦」，可以利水、消腫、健脾胃，經常吃可以減肥。薏米和赤小豆不只能消除水腫，還能改變臃腫體態，也就是肥胖的問題。在中醫看來，無論水腫還是肥胖，都意味著體內有濕，只是程度深淺不同而已。薏米和赤小豆能夠祛除這些滯留在人體的水液，也就能消腫、減肥。

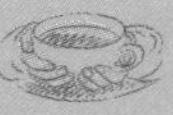

薏米赤小豆湯

材料：

薏米、赤小豆各 50 克，冰糖適量。

做法：

將薏米、赤小豆洗淨，泡 2 小時後放進電鍋內煮粥，粥成後加入冰糖煮 2 分鐘，再燜 10 分鐘即可食用。

針對不同體質的人，薏米赤小豆湯還可以適當地添加或減少某些食材。體質偏寒的人，裡面可以加溫補的食物，比如桂圓、紅棗；失眠的人，如果體內有明顯濕膩的感覺，可以加一些蓮子、百合；痛經的女性，可以把薏米去掉，只用赤小豆煮湯，再加上一些薑片、紅棗、紅糖，可以緩解疼痛；年輕人煩躁失眠，或者臉上起紅疹、痘痘，可在薏米赤小豆湯中加上百合、蓮子同煮飲用；如遇上著涼感冒，或體內有寒，胃中寒痛，食欲不佳，可在薏米赤小豆湯中加幾片生薑；腎虛的人，可在薏米赤小豆湯中加黑豆；如果咳嗽，還可以把生梨去皮去核切成小塊，加入薏米赤小豆湯中同煮，可以潤肺、化痰、止咳。

需要注意的是，薏米性微寒且有滑利作用，孕婦不宜食用，產後女性最好在分娩兩周後再食用。

健脾和胃

人要健康地活著就要吃東西，而吃下去的東西要依靠脾胃的運化才能被人體消化吸收，如果脾胃出了問題，就會直接影響到營養物質的吸收，從而對人

體的健康產生影響。因此，中醫認為脾胃是後天之本，養生先要調理脾胃。明代著名中醫張介賓在《景岳全書》中指出：「胃氣為養生之王，是以養生家必當以脾胃為先。」

脾胃接受食物和水液，經過消化，將精微物質輸送到全身，排出代謝產物。相當於食物、水液代謝的中轉站，又相當江河上的水利樞紐，如果它的功能正常，就能合理運用水力資源；如果出現問題，水濕就會氾濫成災，水濕積聚為痰，痰濕存留體內，就會形成高血脂、高尿酸、高血糖、過度肥胖，久之則可導致動脈硬化、高血壓、心腦血管疾病等。

調養脾胃，首先要減輕脾胃的負擔，飲食不宜過飽。中醫講究「少食增壽」「飲食有節」。唐代著名醫學家孫思邈活到 101 歲，他的長壽秘訣就是「腹中食少，心中事少」。

其次是飲食要有規律，按時吃飯，不能饑飽無常。還要注意均衡飲食，過去有句話叫「胃以喜為補」，就是想吃什麼就吃點什麼。不過，即便按照胃的喜好來吃，也要注意適可而止，不能過飽。中醫認為，五臟各有所喜，五味分入五臟，某一種食物長期過量，就會造成所入臟腑的功能損傷，從而導致疾病。

注意清淡飲食也很重要。調查發現，肥胖的人大都是飲食過盛、活動量小、油膩食物堆積造成的。飲食過鹹，則容易導致高血壓。現在常見的代謝綜合症病人，多是飲酒過量、營養過盛造成的。因此飲食一定要有節制，喜歡吃的也不要吃太多，更要避免過多的膏粱厚味。

當然，調養脾胃只靠節制飲食還不夠，尤其人到中年以後，脾胃的運化功能逐漸減弱，要想防止「三高」，就要注重調補脾胃。可以經常煲一些健脾和胃的湯來喝。

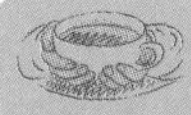

黨參淮山豬肉湯

材料：

豬腿肉 500 克，黨參、淮山藥、蓮子各 30 克，紅棗 8 枚，鹽適量。

做法：

1. 淮山藥、蓮子（去心）洗淨後，用清水浸半小時。
2. 黨參、紅棗（去核）洗淨，豬腿肉洗淨，切塊。
3. 把全部材料放入鍋內，加適量清水，大火煮沸後，小火 2～3 小時，加鹽調味即可。

豬腿肉可健脾養胃、益氣生津，要選擇表面有很多白色筋腱的，用來煲湯口感更好；紅棗健脾益氣、調味；黨參性味甘平，不燥不膩，可以補益脾肺、補血生津；淮山藥補氣健脾，《藥品化義》中記載其「能補中益氣，溫養肌肉，為肺脾二臟要藥」；蓮子有補脾胃、止泄瀉、養心神、固腎精的作用。

以上材料共煮為湯，能益氣補中、健脾養胃，不熱不燥，平補不峻，老少咸宜，四時皆可飲用。

淮山藥有收斂作用，所以患感冒、大便燥結及腸胃積滯者不宜喝此湯。

清心去火

心是我們身體中最勤勞的器官，即使我們休息了，心也在不知疲倦地工作。心對我們的重要性自然是毋庸置疑，因此，養生一定要養心，尤其在炎熱

的夏季，更要注意養心。

為什麼夏季一定要注意養心呢？《黃帝內經》中說「心者生之本……為陽中之陽，應於夏氣。」也就是說，心為陽中之陽，與夏氣相通應，夏天屬火，天氣炎熱，在人體則心為火臟而陽氣最盛，與自然之陽同氣相求，兩火相逢，勢必擾動心神，出現各種上火症狀。

心火旺主要表現為心煩急躁、面赤口渴、心中煩熱、失眠、便乾尿血、口舌生瘡。心火分實虛兩種，虛火一般會出現低熱、盜汗、心煩、口乾等症狀；實火會出現反復口腔潰瘍、口乾、小便短赤、心煩易怒等症狀。

心火上升也可引起口腔疾病。預防心火過旺，首先是要保持良好的心態，控制情緒，減少緊張，少生心事，以免心火氣盛，誘發心腦疾病。

心火旺盛的人在飲食上應該多吃一些性寒味苦的食物，如苦瓜、苦菜、百合等，多食酸棗、紅棗、百合等補養心腎之品。虛火上升的人可常喝清心潤燥的冰糖蓮子湯。百合微寒無毒、補虛清心、除煩安神，同滋陰潤燥的銀耳、玉竹一同煮湯，可清心養陰，對於心火內熾所致的心煩、失眠有效。

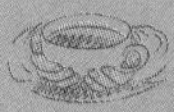

冰糖蓮子湯

材料：

蓮子 50 克，冰糖適量。

做法：

1. 蓮子洗淨，用清水泡 1 個小時。
2. 鍋中加入適量清水，倒入蓮子，大火煮開後小火慢慢煮。
3. 待蓮子熟透後，加入適量冰糖，再煮 5 分鐘即可。

蓮子心清心火、消暑生津的作用很好，所以吃蓮子時最好連心一起吃。

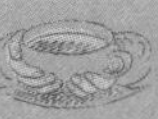

百合銀耳玉竹湯

材料：

銀耳 10 克，百合 15 克，玉竹 15 克，豬腿肉 250 克，蜜棗 3 枚。

做法：

1. 將豬腿肉切塊，焯水後撈出，沖洗乾淨；銀耳用清水浸透，去蒂，撕成小朵。
2. 將所有材料放入湯鍋中，加入適量清水，大火煮沸後，轉小火煲 1～2 小時，用鹽調味即可。

去心火除了注意飲食之外，還可以用西洋參泡水喝。西洋參味甘、微苦，性涼，歸心、肺、腎經，可補氣養陰、清熱生津。其中所含的皂甙可以讓人靜心凝神、消除疲勞、增強記憶力，對失眠、煩躁、記憶力衰退及老年癡呆等症有一定的改善作用。

養肝護肝

肝臟是人體最大的代謝器官，我們吃進去的食物都需要肝臟進行合成、分解。它就像人體內的「化工廠」，會合成蛋白質、酶和各種身體所需的物質。

肝臟是人體消化系統中最大的消化腺，它會通過肝細胞分泌膽汁幫助人體消化食物。肝臟還有儲備功能，能存儲維生素、脂肪、糖等人體必需的能量和物質。

肝臟功能多、任務重，很容易「生病」。最常見的肝病就是肝炎，除A肝、B肝、C肝、E肝等病毒性肝炎，還有酒精性肝炎、脂肪性肝炎、藥物性肝炎、自身免疫性肝病等。

如果肝臟代謝不正常，人體所需的養分得不到及時供應，身體各個器官都無法正常工作：本應明亮的眼睛會由於肝血不足而乾澀呆滯，本應光滑堅韌的指甲也會乾枯變形。如果肝臟無法正常排毒，毒素就會滯留在體內，各種疾病都會找上門來。因此，要想身體好，一定要好好對待肝臟。

養護肝臟，在飲食上要注意全面營養，多吃些富含蛋白質的食物，如蛋、奶、魚、肝、豆製品等，以保證人體各組織器官功能活動所需。少食動物脂肪性食物，多食新鮮蔬菜和水果，如萵筍、胡蘿蔔、芹菜、花菜、藕、荸薺、豆芽、油菜、菠菜等甘淡涼潤之品，能生津潤燥，防止陽熱過亢。肝不好的人可以常喝當歸枸杞子豬肝湯（做法見下頁）。

這道湯中，當歸能補血養血，中醫謂其「血虛能補」，能溫經散寒、暖腎回陰、養血活血、養肝明目、化瘀止痛。枸杞子可以滋補肝腎、益精明目、潤肺。豬肝可補肝明目、養血，常用於血虛萎黃、夜盲、目赤、水腫等症。合而為湯，能補肝強肝、養血明目。

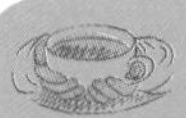

當歸枸杞子豬肝湯

材料：

豬肝 200 克，豬瘦肉 100 克，當歸、黨參各 15 克，枸杞子 10 克，紅棗 5 枚，薑 3 片，鹽適量。

做法：

1. 豬肝去筋膜，洗淨，切片，用沸水焯去血水；豬肉洗淨切片。

2. 黨參、當歸、枸杞子、紅棗（去核）洗淨。
3. 將全部材料（除枸杞子和鹽）放入湯煲內，用大火煮沸，然後改小火煲 2 個小時，加枸杞子、鹽，繼續煮 5 分鐘即可。

豬肝中可能含有未代謝掉的有毒物質，為了避免這一隱患，買回豬肝後可先在水龍頭下沖洗一下，然後置於盆內浸泡 2 小時左右，泡出殘血（水要完全浸沒豬肝）。如果時間來不及，也可將豬肝切成幾塊，放在盆中輕輕抓洗，然後沖洗乾淨。

有的人愛生氣，常常說「被氣得肝疼」，這句話並不是沒有道理，中醫認為，怒傷肝。肝的生理特性是主疏泄，主升發，人的心情舒暢、氣血調和，肝功能就正常，人體就健康無病；如果經常發怒或情緒激動，就會導致肝氣或肝陽升動太過，體內的氣機逆亂，氣血失調，臟腑功能紊亂，從而發生疾病。另外，若心情抑鬱，導致肝氣鬱結也會發生疾病。所以，養肝也要注意調節情緒，保持心情愉悅，不要讓別人的過錯傷了自己的肝。

對於現代人來說，還有一點非常重要，就是不要過度用眼，因為「久視傷肝」。很多人經常熬夜玩手機、看電視，這樣不僅會損傷眼睛，而且會傷肝。

肝開竅於目，所以眼睛的健康取決於肝臟。《黃帝內經》中說「目受血而能視」，肝血旺盛，眼睛才能夠得到滋養；反過來，用眼過度也會消耗肝血，使肝臟不斷處於緊張的工作中，日積月累，就會出現乾澀、酸痛、流眼淚、近視、視物模糊等症狀，還會伴有小腿抽筋、腰膝酸軟、手無力、手指不靈活、皮膚出現斑點、情緒不穩定、月經不調等一系列症狀。

經常用眼的人要想養肝，最有效的方法就是睡覺。「人臥則血歸肝」，夜裡 11 點到淩晨 3 點是肝發揮其藏血、解毒作用的忙碌時段，所以這段時間一定

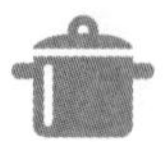

要處於熟睡狀態。

晨起鍛煉也對肝臟很有好處。早晨肝氣最活躍，此時多走動會將氣機調動起來，將肝臟功能調整到最佳狀態。如果老睡懶覺，肝臟功能會受到影響，人也沒力氣。另外，白天工作感覺疲勞時，伸個懶腰，活動活動筋骨，也能讓氣血活躍起來。

固腎益精

脾胃為後天之本，與之相對的就是先天之本，先天之本就是腎。所謂先天，就是從父母那裡遺傳來的人體受胎時的胎氣。先天之精，也就是腎精，將伴隨人體的整個生命過程，從無到有、從少到盛、從盛到衰，彷彿一隻無形的手在背後主宰著人的身體。腎精旺盛，則生命力旺盛，腎精衰竭，生命也會枯萎。

隨著人年齡的增長，腎精也會慢慢減少，這是我們無法改變的，但我們可以讓腎精的衰減速度慢一些，說得形象一點，腎精就像存到銀行的錢，存得越多，越不易衰老；消耗得越多，衰老就越快。

古人認為，冬季在五臟應於腎，冬季主閉藏，主腎，腎有藏精、主生長、發育、生殖等功能，所以冬季養腎可事半功倍。腎精宜藏不宜泄，因此冬季養腎，首先要節制性生活，以免腎精虧損，陽氣耗散。

在飲食方面可多食用蔬菜和水果，如白菜、白蘿蔔、胡蘿蔔、豆芽、油菜、蘋果、橘子等；還要多吃富含鈣、鐵、鈉、鉀的食物，如蝦米、芝麻醬、豬肝、香蕉等。也可適當攝入營養豐富、熱量高、易於消化的食物，如羊肉，可以補虛益腎，提高免疫力。

中醫認為，五色入五臟，其中黑色食物對應腎，經常吃黑色食物可起到補腎養腎的作用。常見的黑色食物有黑米、黑蕎麥、黑豆、豆豉、黑芝麻、黑木耳、香菇、桑葚、黑棗、烏梅、烏雞、海參、紫菜、海帶等。

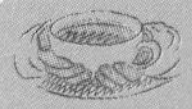

黑豆豬肚湯

材料：

黑豆、益智仁、桑螵蛸、金櫻子各 20 克，豬肚 1 個，鹽適量。

做法：

1. 將黑豆、益智仁、桑螵蛸和金櫻子用乾淨的紗布包好；豬肚清洗乾淨，去除異味。
2. 將紗布包和豬肚一起放入鍋中，加適量水燉熟，加鹽調味即可。

豆被古人譽為腎之谷，對腎有一定的補養功效，而其中以黑豆補腎效果尤為明顯。中醫認為，黑色屬水，水走腎，所以腎虛的人食用黑豆可以祛風除熱、調中下氣、解毒利尿，可以有效緩解尿頻、腰酸、女性白帶異常及下腹部陰冷等症狀。《本草綱目》中也說：「黑豆入腎功多，故能治水、消脹、下氣、制風熱而活血解毒。」此外，黑豆還有很好的烏髮黑髮以及延年益壽的作用。

豬肚性味甘溫，有補虛損、健脾胃的作用，《本草經流》中說：「豬肚，為補脾胃之要品。」《本草圖經》又說其「補羸助氣」。桑螵蛸、益智仁、金櫻子都是常用的補腎中藥。此湯具有補虛損、健脾胃、固腎益精的功效，且四季均可食用。

腎經酉時（下午的 5～7 點）當令，這個時間段好好吃晚飯就能保護腎氣。

另外，鹹味入腎，適當吃一些鹹味食物也有補腎強腰、強壯骨骼的作用。但凡事要適可而止，吃太鹹也會增加腎的負擔。

潤肺補氣

肺處於五臟六腑的最高處，負責全身氣機的宣發和肅降，還有全身陰液的正常輸布，故中醫有「肺主宣發肅降」和「肺為水上之源」的說法。肺的功能正常，人的氣機會條順通達，而氣血、津液這些陰液也能通過各類水道順利通達全身；反之，肺的功能若不正常，比如肺熱了或肺寒了，人的氣機運行就會受阻，水液也無法到達需要的地方，人的臉色就會變得不好看，還容易生病，最典型的症狀就是咳嗽、咽喉腫痛等。

此外，中醫認為，肺主皮毛。一般小孩子的皮膚都是「水嫩嫩」的，這水是從哪裡來的呢？是大腸。因為大腸是吸水的。按照中醫的表裡關係，肺與大腸相表裡，如果肺熱，大腸也會熱，這樣大腸的水分就少了，反應在皮膚上，就會出現乾燥、瘙癢等症狀。小孩子的身體最接近自然的通透狀態，肺功能正常，大腸吸收水分，皮膚當然水嫩嫩的。可見，要想皮膚好，一定要好好愛護肺。

肺喜潤惡燥，因為燥氣內應於肺，燥邪盛時最易損傷肺臟，使肺氣陰兩傷而出現疾病。所以，養肺的重點就是潤肺補氣。

通過調節飲食，可以達到生津潤肺、補益肺氣的目的。平時宜多吃玉米、黃豆、冬瓜、番茄、蓮藕、番薯、貝類、海參、梨等潤肺生津的食物。同時要少吃肥甘辛辣的食物，如肥肉、甜品、辣椒、休閒零食等，因為這些食物吃進身體後會吸收體內的水分，導致體內更加乾燥。

中醫認為，肺喜潤惡燥，所以美味滋潤的湯品自然也是最能益肺的。

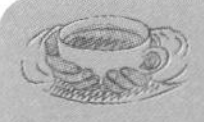

銀耳百合白果湯

材料：

銀耳 10 克，白果、百合各 20 克，冰糖適量。

做法：

1. 將銀耳泡發、洗淨，撕成小朵。
2. 白果用開水煮一下，去掉外衣和心，百合提前用溫水泡發。
3. 鍋中加水，加入銀耳，煮沸後改用小火煮 1 個小時，然後倒入白果和百合，繼續煮 10 分鐘，最後放入冰糖，再煮 10 分鐘即可。

此湯可以補氣養血、潤肺止咳。銀耳是藥食兩用的滋補珍品，其味甘、性平，具有滋陰潤肺、益胃生津的功效。百合則甘寒滋潤、質厚多液，有滋養潤肺、止咳、養陰、清熱、安神、利尿等功效，常用於肺燥咳嗽、咳血和熱病之後餘熱未消，以及氣陰不足所致的虛煩驚悸、失眠、心神不安等症。白果就是銀杏，《本草綱目》中有記載其「熟食溫肺、益氣、定喘嗽、縮小便、止白濁；生食降痰、消毒殺蟲。」中醫常用以治療支氣管哮喘、慢性氣管炎、肺結核、遺精等症。這幾種材料一起煲湯，潤肺補氣效果很不錯，還能預防和緩解風熱咳嗽、哮喘等症。

需要注意的是，白果有小毒，食用時要去膜衣、去心，而且一次吃 4～6 顆即可，不可過量。百合藥性偏於寒涼，脾胃虛弱、腸胃虛寒或患風寒咳嗽的人不宜食用。

此外，中醫認為，「悲憂為肺志」「憂傷肺」。人的情緒一旦低落消沉，

悲哀憂傷，就會對呼吸之氣和全身之氣的運轉造成阻滯，從而損傷肺志，出現咳嗽、氣喘等肺部疾病。反過來，肺氣虛弱時，人對外界刺激的耐受度也會降低，很容易產生悲觀、自卑等不良情緒。所以，養肺還要注意調情志。笑口常開可以宣肺，經常笑，不僅能讓肺功能好，還能緩解疲勞，消除消極情緒，也會使百脈舒和、五臟通調。

第六章

對症養生湯，能喝湯就別喝藥

中醫治病講究「三分治七分養」，《黃帝內經》中就說「藥以祛之，食以隨之」。對於一些常見的小毛病，飲食調理就能夠解決；某些慢性病，在治療的同時輔以食療，也能起到事半功倍的效果。喝湯就能解決的問題，當然沒必要喝藥。

感冒

感冒是最常見的疾病，幾乎每個人每年都會患幾次感冒，鼻塞、流涕、咽乾、頭痛、發熱，很是惱人。

中醫將感冒歸為外感病的一種。外感病是由於正氣不足，外邪侵襲所導致。我們在臨床上見過很多反復感冒的患者，往往這次感冒還沒痊癒，下次感冒又來了，總是被感冒困擾。中醫認為：「邪之所湊，其氣必虛。」意思是：容易生病的人主要是由於自身免疫力弱。所以，要想降低罹患感冒的幾率，最重要的就是在平時把身體養好，提高免疫力，抵禦外邪入侵。

對於感冒，不論是何種原因所引起，西醫基本上都是給予消炎抗病毒。中醫則不然，按照辨證施治的原則，中醫將感冒分為多種，常見的有風寒型感冒、風熱型感冒、暑濕型感冒和內熱外寒型感冒。

風寒型感冒

風寒型感冒主要是身體外感風寒所致，症狀主要為：四肢疼痛、頭痛無汗、鼻塞、流清涕、咳嗽、痰白清稀。對於這種類型的感冒，治療以散寒為主，我們常見的調味品生薑就是很好的藥。生薑性辛溫，助陽散寒的效果非常好。很多人都知道淋雨後要馬上喝一碗薑糖水來袪除寒氣，就是運用了生薑的這一特性。薑糖水同樣適用於風寒感冒，也可以將生薑和蔥白一起煮水喝，喝到感覺身上冒汗時，感冒也就好了一大半。如果有時間，而且胃口也不錯，則可以燉些生薑魚湯來喝。

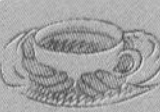

生薑魚湯

材料：

草魚肉片 200 克，生薑 5 片，米酒 200 毫升。

做法：

1. 鍋中加適量清水煮沸。
2. 放入草魚肉片、薑片及米酒，一起燉 15 分鐘左右，趁熱食用。

草魚味甘性溫，是溫中補血的佳品，而且肉質鮮嫩、口感好。米酒則能幫助身體虛弱者補氣養血。用米酒來燉制肉類還能使肉質更加細嫩，易於消化。這道湯既能解表散寒、疏風通竅，防治風寒型感冒，還有很好的開胃作用。

風熱型感冒

風熱型感冒為外感風熱所致。主要症狀為：發熱重，輕微發冷，頭漲痛，鼻流黏涕或黃涕、咽喉腫疼、咳嗽、痰黃稠、口渴等。治療這種類型的感冒，要以宣肺清熱為主，飲食上要多吃一些有清涼、疏散功效的食物，我們常見的白菜根和綠豆一起煮湯就很適合風熱感冒時食用。

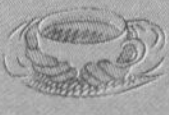

白菜根綠豆湯

材料：

大白菜根 200 克，綠豆 50 克，冰糖 30 克。

做法：

1. 將白菜根洗淨切片，綠豆淘洗乾淨備用。
2. 白菜根和綠豆一同放入鍋內，加水煮湯。
3. 煮開後放入冰糖，待冰糖溶化後即可食用。

白菜根味甘性平，有清熱去火、止咳的功效；綠豆也是清熱解毒之物，再加上有鎮咳作用的冰糖，對風熱感冒、咳嗽有一定的輔助治療作用。風熱感冒者可每天早晚各食用 1 次。

暑濕型感冒

暑濕型感冒多發生在夏季，不僅有感冒症狀，還會發生比較嚴重的腹瀉、腹痛等。病因主要是夏季室內空調溫度過低，室內外溫差過大所引起。治療原則為清熱祛暑，中成藥藿香正氣口服液或沖劑療效較好。中醫裡有一個青龍白虎湯，是治療暑濕型感冒的經典方。

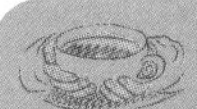

青龍白虎湯

材料：

白蘿蔔 250 克，鮮青果（橄欖）30 克。

做法：

將白蘿蔔洗淨切片，鮮青果洗淨後，用刀在果上劃數條深痕，一起放入鍋內，加水適量，煎煮 20 分鐘。代茶頻飲。咽痛者可待藥汁涼時含漱。

白蘿蔔理氣消食，青果清熱解毒。兩藥合用，可以解暑熱交蘊之症，如咽

痛、胸痞、多痰等。

內熱外寒型感冒

北部的冬季感冒大多屬於這一類型。此類感冒有個很明顯的特點：感冒初期流清鼻涕，這是受寒的症狀，但過一兩天後又會變成黃稠鼻涕，表現出上火的跡象。這恰好反應了此類感冒的成因，即患者因勞累、休息不好或飲食過盛導致身體內鬱積了火氣，冬季天氣寒冷，外出時又受了風寒，從而發生感冒。

內熱外寒型的感冒症狀複雜，治療起來也相對複雜，大家不要盲目自行服藥，最好找專業醫生進行辨證診治。

其實，無論哪種類型的感冒，在藥物治療的同時，也需注意生活調理。

首先，感冒期間一定要補充足夠的水分，以促進排出體內廢物，祛除火氣。其次，保證充足睡眠，注意充分休息，中醫認為，睡眠是人體陰陽交會、調節人體陰陽平衡的最好措施。

另外，感冒期間的飲食宜清淡、好消化。發熱、食欲不好的人，應選擇流食、半流食，如米湯、蛋花湯、豆花、豆漿等。發熱、感覺口渴咽乾的人，可進食清涼多汁的食物，如蓮藕、百合、荸薺等。

有人說感冒時要多吃新鮮的蔬菜水果，其實這不能一概而論，也要視感冒的情況而定。風熱型感冒適合多吃蔬菜水果，忌食油膩葷腥及甘甜食品，以免加重症狀，但對於風寒感冒來說，應忌食生冷瓜果及冷飲。

孩子發熱

小孩子生長發育較快，但「氣血未充，臟腑未實，脾常不足」，因此對外界適應能力較弱，稍有護理不當就會引發感冒、發熱、咳嗽、腹瀉等各種病症，其中最為常見的就是發熱。

導致小兒發熱的原因很多，但多為風寒感冒、風熱感冒，或積食所致。大多數家長遇到孩子發熱的情況，第一反應就是吃藥打針，儘快退熱，其實，發熱是各種疾病引起的身體防衛性反應，是身體自愈能力的體現。孩子感冒發熱時，家長不必驚慌，要仔細分析孩子發熱的原因，認真觀察孩子的症狀，再採取相應的措施。

如果是感冒引起的發熱，治療感冒即可，感冒症狀消除，發熱也會同時消退；若為積食導致的發熱，則從消食化積入手，幫孩子促進消化。

發熱時體溫在 37.5～38℃為低熱，38～39℃為中熱，39℃以上為高熱。一般來說，體溫在 38.5℃以下時，只要孩子精神很好，表現無異常，可正常吃飯、玩耍，家長就不必擔心，只要讓孩子多飲白開水即可。這種程度的發熱對提高身體免疫力有好處，發熱結束之後，孩子身體的抵抗力會更強。

如果體溫升高到 38.5℃左右，但孩子精神仍然很好，沒有特別的痛苦表現，家長也不要急於用藥，可以先採用物理降溫的方法，給孩子做溫水擦浴。具體操作方法是：準備一盆熱水，放至溫度與體溫接近時，將毛巾在水中浸濕，反復擦拭孩子的前胸後背。擦的時候可稍用力，達到皮膚微微泛紅的程度，這樣可以使大面積微血管擴張，有利於體內熱量更快散發。

如果物理降溫效果不佳，就要考慮用藥，特別是孩子體溫達到 39℃甚至更高的時候，要馬上就醫。

孩子發熱時，很多家長喜歡用退熱貼給孩子退燒，這種方法的確簡單便捷，也不會帶來痛苦。但切不可過度相信退熱貼的功效，這不過也是物理降溫的一種手段，只能對中低熱起到輔助治療作用。

有些家長認為孩子發熱就是身體虛，需要進補，要給孩子吃些有營養的東西。其實，孩子發熱時，身體會消耗大量水分，他們最需要補充的是水分而不是食物。而且在發熱期間，孩子的腸胃功能受阻，食欲也會下降，再有營養的

東西都不一定有胃口吃。多做一些湯水、粥類給孩子喝更合適，也更有利於身體康復。

最適合孩子發熱時喝的湯莫過於米湯，1 歲以上的孩子可以喝牛奶米湯，先按照平時那樣熬好米湯，再加入牛奶調勻就可以了（1 歲以內不建議加牛奶，容易過敏）。對於大一點的孩子，可以喝香糖米湯。

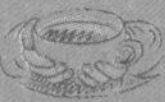

香糖米湯

材料：

紅糖 15 克，香菜 30 克，米湯半碗。

做法：

1. 先把米湯煮沸，然後放入切好的香菜、紅糖。
2. 煮的過程中要不斷攪拌，以防止紅糖黏在鍋底。
3. 待紅糖全部融化後盛出，放至溫熱後讓孩子喝下即可。

這道湯針對因風寒感冒引起的發熱很有效。香菜性溫，味辛，它特殊的香味能刺激汗腺分泌，促使身體發汗。紅糖可溫補驅寒。米湯用小米湯更好，把湯熬得濃一些。小米湯營養豐富，有「代參湯」之稱。《本草綱目》中說：小米能夠「治反胃熱痢，煮粥食，益丹田，補虛損，開腸胃」。給發熱的孩子喝些小米湯不僅可以補充身體流失的水分，還能滋養脾胃，易於消化吸收。

如果是風熱感冒或其他原因導致的發熱，家長就要根據孩子的具體症狀採取相應措施，自己不確定的務必要諮詢醫生，以免貽誤病情。但要牢記一點：孩子發熱期間要注意隨時補充水分，絕不能讓身體缺水。

另外，對於孩子發熱期間的飲食，家長千萬不要勉強，孩子胃口不好就可以少吃些，等感覺到餓時再吃。

貼心小叮嚀

很多家長認為：孩子發熱時，要用衣服和被子把孩子裹嚴實，把汗「逼」出來，其實這是不對的。正確的做法是要少穿衣服，給孩子散熱。孩子在發熱時有時會出現發抖的症狀，這也不是冷，而是體溫上升導致的痙攣，如果是高熱驚厥，就要及時就醫。

咳嗽

咳嗽是肺部疾病中極為常見的症狀，一般情況下，偶爾的咳嗽只是身體的一種自我保護現象，是在清除呼吸道的分泌物，並非病理性的，也無須治療。只有頻繁或較為劇烈的咳嗽才需要進行治療。

導致咳嗽的因素分為外邪侵襲和內部臟腑失調兩方面。《醫學三字經》中說：「肺為臟腑之華蓋，呼之則虛，吸之則滿，只受得本臟之正氣，受不得外來之客氣，客氣干之則嗆而咳矣；亦只受得臟腑之清氣，受不得臟腑之病氣，病氣干之，亦嗆而咳矣。」這裡提到的「客氣」便是外邪。《河間六書‧咳嗽論》也提到：「寒、暑、燥、濕、風、火六氣，皆令人咳嗽。」其中「風」又為六淫之首，其他外邪多是隨風邪侵襲人體，導致風寒咳嗽、風熱咳嗽或風燥咳嗽，其中最常見的便是風寒咳嗽。

風寒咳嗽在秋冬季節發病較多，特別是在抵抗力較低的嬰幼兒中發病率極高。如治療不當，還會轉為肺炎。對於嬰幼兒咳嗽，現代醫學常用抗生素進行治療，其實中醫有個非常簡單的方子，對嬰幼兒咳嗽療效顯著，就是記載於《補缺肘後方》的百部生薑汁。百部一般家庭可能沒有，也可只取生薑、蜂蜜做成生薑蜜汁。

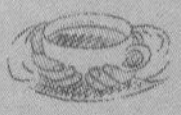

生薑蜜汁

材料：

生薑 10 克，蜂蜜少許。

做法：

將生薑切絲，煎取汁液，調入蜂蜜溫服。

生薑不僅是烹調時的調味品，更是有散寒解表、溫肺止咳功效的中藥。將生薑與蜂蜜搭配，不僅可以調和口感，宣肺平喘、止咳化痰的效果也更好。

當然，生薑蜜汁的功效不僅局限於風寒咳嗽，對於風熱咳嗽、新久咳嗽以及百日咳等都有療效。

服用生薑蜜汁時禁食過甜、過鹹、溫熱、油膩、辛辣的食物。

臟腑失調導致的咳嗽，可能是由於情志刺激、肝火上逆傷肺引發，也可能是過食肥甘厚味及刺激性食物所致。治療此類咳嗽，首先要消除致病因素，進而調節情緒，調整飲食，少吃辛辣燥熱的食物，多吃百合、蜂蜜、梨、蓮子、銀耳、葡萄，及各種新鮮蔬菜等有潤肺作用的食物。

如果是偶發咳嗽，致病因素消除後進行適當調理很快就能恢復；對於久咳之人，在配合藥物治療的同時，可以常喝款冬花銀耳湯作為輔助食療。

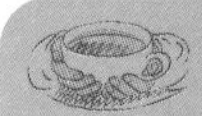

款冬花銀耳湯

材料：

款冬花 15 克，銀耳 5 克，雪梨 1 個，冰糖 20 克。

做法：

1. 將款冬花用紗布包好；雪梨洗淨，切片備用。
2. 將款冬花藥包、雪梨、銀耳、冰糖一同放砂鍋內，加水適量燉煮 15 分鐘。
3. 將藥包取出不用，飲湯吃梨。

款冬花是治咳嗽的良藥，民間就有「紫菀、貝母、款冬花，專治咳嗽一把抓」的諺語。《本經逢原》將款冬花的功效歸納為「潤肺消痰，止嗽定喘」，且其性味辛溫而不燥，與其他藥物配伍，可治療各種類型的咳嗽。銀耳也有潤肺平喘的效果，這點我們在前文多有提及，此處不再贅述。而且，從中醫五色養生的角度來看，白色應肺，銀耳顯然也符合這一標準。款冬花與銀耳一起煮湯，再加上雪梨的清潤，對長期咳喘、咳痰和慢性支氣管炎等症都有調養作用。

咳嗽雖然不算多麼嚴重的疾病，但足以令身體感覺不適，嚴重的還會影響正常的工作和生活，所以在咳嗽初起時，大家就可以用上面提到的各種方法進行調養，避免咳嗽加重，因為咳嗽加重不僅會引發其他疾病，還會增加治療難度。如果調理效果不好，症狀有加重的趨勢，則要及時就醫治療。

貼心小叮嚀

很多人咳嗽時首先想到的就是服用川貝枇杷膏，其實川貝枇杷膏主要適用於風熱感冒引起的燥熱咳嗽，症見痰黏色黃、鼻塞有黃涕。若咳嗽是因為風寒引起的，則不能用，否則反會使病情加重。

積食不化

每到逢年過節的時候，人們最普遍的慶祝方式就是：做一大桌好菜，親戚朋友圍坐一起，大吃大喝一頓。談笑風生之間，對食量也放鬆了控制，很容易「吃撐了」。如果平時腸胃就比較虛弱的人，很容易會產生積食。不過，大多數情況下，積食多發生在孩子身上，有的是因餵養過量，有的是孩子自己不知控制吃多了，這些都會導致食物入胃之後不能正常消化吸收，在腸胃中停滯堆積，進而損傷脾胃，並由此產生腹部脹滿、煩躁發熱、大便酸臭、排便不暢等症狀。

現在患積食的幼兒很多，往往源於家長總希望孩子多吃一點，並想方設法給孩子補充營養。孩子吃得太多、吃得太好、過食油膩不易消化的食物很容易導致積食，如果積食情況長期得不到改善，不僅會造成孩子營養不良，還會影響生長發育。

此外，小兒臟腑嬌嫩，胃腸功能較弱，若進食後馬上睡覺或不小心著涼，特別是涼了腹部，也很容易造成積食。

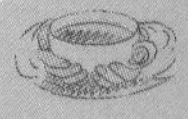

白蘿蔔湯

材料：

白蘿蔔 250 克，蜂蜜適量。

做法：

將白蘿蔔削皮洗淨切絲，加 600 毫升水，小火煮 10 分鐘，加適量蜂蜜，略煮後取汁飲。

白蘿蔔有消積化痰、消食利膈的作用，不僅能消積食，對慢性氣管炎、咳喘多痰、胸悶氣喘等也有很好的緩解作用，加入蜂蜜，止咳效果更好。

與孩子積食類似，大人積食往往是吃了太多的膏粱厚味，不易消化，使腸胃負擔過重所導致。這時，我們可以做一道白胡椒豬肚湯來消食健胃。

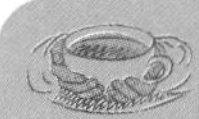

白胡椒豬肚湯

材料：

豬肚 1 副，枸杞子 15 克，白胡椒粒 20 克，米酒小半碗，薑片、蔥段、香菜、鹽各適量。

做法：

1. 把豬肚處理好，放入冷水鍋中，煮出血沫後撈出，用溫水沖淨。
2. 用刀把豬肚上白色的油膩層刮去，切成寬條備用。
3. 另起一鍋，把白胡椒粒炒出香味，同豬肚、蔥段、薑片一起放入湯鍋中。
4. 倒入熱水，加入米酒，加蓋，大火燒開後，改成中小火煲1.5 小時至豬肚軟爛，加入枸杞子、適量鹽，略煮，出鍋後撒上香菜即可。

白胡椒有散寒、祛腥、解油膩、助消化的作用；豬肚有補虛損、健脾胃的功效，適用於氣血虛損、身體瘦弱者。此湯對胃寒積食、胃痛效果較好。

無論孩子還是大人，發生積食後一定不要盲目用藥。可通過生活調理逐漸緩解症狀，首先飲食一定要清淡，不要繼續吃一些難消化的東西，胃口不佳時可以少吃甚至不吃，少量多餐。也可以配合按摩腹部促進消化。

要想避免積食，就要做到每餐只吃七八分飽。另外，為了避免吃得過多，可在飯前小時左右飲 1 杯水，這樣不僅可以產生飽足感，減少食量，還有利於接下來吃進食物的消化和吸收。脾胃虛弱的人，可常在飯後吃些山楂片。

水腫

有些人經常發生水腫，輕者一般是眼瞼浮腫或足脛浮腫，重者全身皆腫，腫處按之凹陷，其凹陷或快或慢皆可恢復。水腫如果再往嚴重發展，則伴有胸腹水，出現腹部腫脹、胸悶心悸，甚至呼吸帶喘、不能平臥。

引發水腫的原因有很多，比如上班族久坐或久站就容易造成臉部、小腿水腫；另外，飲食不當、疾病、用藥等也會導致水腫。中醫認為，與水液代謝關係最為密切的臟腑是肺、脾、腎，如果這三臟失調，則容易出現水腫，因此，調理水腫的時候要宣肺、健脾、溫腎。

一般來説，輕微的水腫不必使用藥物，通過自行調理就能解決，以下方法對預防和緩解水腫有一定的作用：

1. 避免久站久坐，每隔一段時間起身走動走動。
2. 入睡前，將腳抬高超過心臟的高度。
3. 生活規律，不要過度勞累。
4. 不要穿過度緊身的衣物，特別是臀部和大腿部很緊的牛仔褲及束腹、束腰等會造成腹壓增加的衣物。
5. 不穿高跟鞋。
6. 口味宜清淡，減少鹽的攝入。鹽分不單只是食用鹽或吃起來鹹的東西，所有醬料、醃漬物或含鈉量高的飲料也要考慮進來。應多吃蔬菜水果，蔬菜水果含有豐富的鉀，而鉀則能將多餘的水分排出體外。

容易水腫的人，還應多吃有利水消腫作用的食物，如冬瓜、紅豆、薏米等。

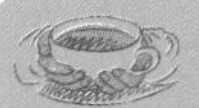

冬瓜薏米排骨湯

材料：

排骨 250 克，冬瓜 500 克，薏米 50 克，鹽適量。

做法：

1. 將排骨、薏米洗淨，冬瓜洗淨後不去皮切成塊。
2. 將排骨與薏米一同放入鍋中，小火燉 90 分鐘左右，加入冬瓜，再燉 20 分鐘。
3. 加入適量鹽調味即可食用。

薏米性涼，味甘淡，入脾、胃、肺經，具有利水滲濕、健脾胃、清肺熱、止泄瀉等作用。據《本草綱目》記載：「苡仁健脾，益胃，補肺，清熱，去風，祛濕。」冬瓜性寒味甘，可清熱生津、利尿消腫。冬瓜富含維生素 C，且鉀鹽含量高，高血壓、腎臟病、水腫病等患者常吃冬瓜，可消腫且不傷正氣。

冬瓜與薏米一同煲湯，能清熱祛濕、利水排尿，對於水腫、泌尿系疾病有一定的輔助治療作用。

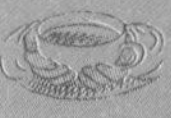 薏米銀耳湯

材料：

銀耳 5 克，薏米 50 克，地瓜 60 克，紅糖 10 克，杏仁粉 5 克。

做法：

1. 將薏米浸泡 4 小時以上；銀耳泡發，去蒂，撕成小朵。
2. 將薏米加水煮熟，並加入紅糖，然後放入地瓜煮軟。
3. 放入銀耳煮 20 分鐘，關火後放入杏仁粉，出鍋即可。

薏米中的維生素 B 群和纖維質含量豐富，可以潤澤肌膚、行氣活血，使肌膚變得光滑；此外，還能利尿、消水腫，有助於改善水腫型肥胖。

銀耳和地瓜都有改善腸道、潤澤肌膚的作用。紅糖有暖身作用，有助於促進血液循環、健脾暖胃、祛除水腫，女性食用還可幫助活血化瘀，改善痛經等症狀。

此湯可消水腫、利腸胃、清熱潤燥，還能美白潤膚，使人身材更加苗條。

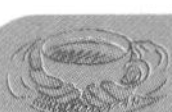 紅豆茯苓蓮子湯

材料：

紅豆 100 克，茯苓 20 克，蓮子 50 克，冰糖適量。

做法：

1. 紅豆洗淨泡水 2 小時，茯苓也浸泡 2 小時，蓮子洗淨備用（不用浸泡）。

2. 把泡好的紅豆、茯苓和蓮子放入鍋內，加入適量水煮 1 小時左右，再加適量冰糖略煮即可。

紅豆富含維生素 B 群、蛋白質及多種礦物質，可以補血、利尿、消腫等，其所含的纖維有助排泄體內鹽分、脂肪等廢物，對緩解水腫很有效。茯苓屬於美白利濕藥，能有效改善小便不利等症，而且其藥性平和。蓮子能固腎澀精，也有助於消水腫。三者合而為湯，對消除水腫很有幫助。

薏米利水作用明顯，但若是女性懷孕中後期出現水腫，則不宜食用薏米，因為其有滑利作用，吃多了容易引發流產。另外，薏米所含的糖類黏性較高，吃太多會妨礙消化。

痛經

很多女性經常出現痛經，輕者伴腰部酸痛，不影響正常的工作生活，嚴重者小腹疼痛難忍，坐臥不寧，嚴重影響工作學習和日常生活，必須臥床休息。

中醫認為，氣血失調、氣機不暢、血行受損的女性容易痛經。因此治療痛經的根本，就是要調理氣血、溫經散寒，氣血通暢了，痛經自然就好。這也應了中醫裡講的「痛則不通，通則不痛」。

生活中有很多具有溫通氣血作用的食物，如山楂、紅棗、紅糖、當歸等。只要食用得當，對緩解痛經、改善氣色都很有幫助。

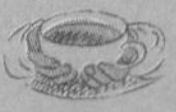

山楂紅棗湯

材料：

山楂 5 顆（乾山楂也可以），生薑 4 片，紅棗 6 枚，紅糖適量。

做法：

1. 紅棗、山楂洗淨、去核，從中間切開。
2. 鍋中放入 500 毫升的水，放入紅棗、山楂、薑片，中火煮沸後改小火煮 10 分鐘。
3. 放入紅糖攪均，盛入碗中趁熱服用。

山楂消食健胃、活血化淤、收斂止痢；生薑溫經散寒；紅棗補中益氣，養血安神；紅糖益氣補血、健脾暖胃、緩中止痛、活血化瘀。此湯對血瘀型痛經有效。血瘀型痛經常表現為行經第 1～2 天或經前 1～2 天發生小腹疼痛，且經血顏色暗，伴有血塊，待經血排出流暢時，疼痛逐漸減輕或消失。

血瘀型痛經者，可於經前 3～5 天開始服用山楂紅棗湯，早晚各 1 次，直至經後 3 天停止服用，此為 1 個療程，連服 3 個療程即可見效。

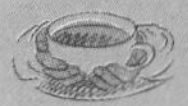

紅糖薑湯

材料：

紅糖 30 克，生薑 10 克，紅棗 5 枚。

做法：

1. 紅棗洗淨備用，生薑洗淨切絲。

2. 鍋中加適量水，放入紅棗和紅糖，用勺子攪拌幾下，防止紅糖黏鍋。
3. 蓋上蓋子，煮 20 分鐘，放入薑絲再煮 5 分鐘，趁熱服用。

紅糖薑湯對寒濕凝滯型痛經有效，這種痛經表現為經前或經期小腹冷痛，得熱症狀減輕，經量少，色紫黑，夾有血塊，四肢發冷，面色發白等。

要注意的是，因紅糖可以活血化瘀，所以經期不宜多喝，喝多了會增加血量。經量少者，可以在經期適當喝一些。

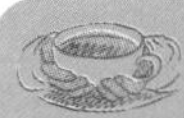

當歸生薑羊肉湯

材料：

當歸 9 克，生薑 15 克，羊肉 200 克。

做法：

1. 當歸用水洗淨，瀝乾水分備用；薑洗淨，切片；羊肉切片，焯一下。
2. 砂鍋中加適量水，放入羊肉、當歸和薑片，蓋上蓋子，用中火煮開後改小火慢燉。
3. 燉至羊肉熟爛後，去當歸、薑，食肉飲湯。

當歸生薑羊肉湯出自《金匱要略》，適用於氣血虧損痛經者，這種痛經表現為經期腹中冷痛或產後虛寒腹痛，按之痛減，心慌氣短，月經量少，精神疲乏。

氣血虧損痛經者，可每日食用 1 次，行經前服用 5～7 天，月經期間最好不服用，因當歸有活血作用，會使經血過多。

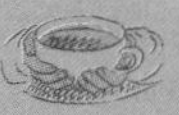

當歸雞蛋湯

材料：

雞蛋 1 顆，當歸 9 克。

做法：

1. 雞蛋放入鍋中，加冷水沒過雞蛋，放少量鹽攪勻，水燒開後小火煮 10 分鐘。（加入鹽可以防止雞蛋破裂時蛋清流出，鹽可以使蛋白質凝固）
2. 將雞蛋撈出，用冷水浸泡一下，去掉雞蛋殼，用牙籤或者針在雞蛋表面刺一些小孔。
3. 將當歸放入砂鍋中，加 3 碗水，放入去殼的雞蛋，大火煮開，小火燉煮 15 分鐘，吃雞蛋喝湯。

當歸雞蛋湯可補血活血、調經止痛，適用於血滯氣型閉經。每日服 2 次，吃蛋，飲湯。

不管是否患有痛經，經期對於女性來説都是特殊時期，不要吃冷飲和刺激性食物，不要飲酒或咖啡。同時注意補充營養，多吃蛋類、豆類、堅果、綠葉蔬菜等食物。

此外，便秘會誘發痛經並增加疼痛感，因此經常痛經的女性，無論在經前還是經後，都應保持大便通暢。

宮寒不孕

有的女性不容易懷孕，西醫檢查又沒什麼器質性病變，這時如果看中醫，往往會被診斷為宮寒。

很多人可能對宮寒這個詞比較陌生，但是對手腳冰涼、月經異常、下腹墜脹、體虛發胖、白帶多肯定不陌生，這些都是宮寒的表現。宮寒通俗地説就是女性腎陽不足，導致子宮寒冷。子宮就像一塊土地，胚胎就像一顆小苗，子宮寒冷，胚胎當然無法生存，因此宮寒者不易受孕。

在宮寒的人群中，有一些是天生體寒，她們容易手腳冰冷，每當氣候變冷就特別敏感，臉色一般比較蒼白，喜歡喝熱飲，很少口渴。這類女性夏天比一般人耐熱，但是冬天卻特別怕冷。還有一些人的宮寒是後天造成的，比如居室寒冷，愛吃寒涼食物，過勞或易怒傷了陽氣等。

下面是宮寒的一些典型症狀，有助於快速判斷是否宮寒。

1. 經常氣色很差，感覺精力不濟，痛經，小腹感覺冰冷。
2. 白帶多且清稀，聞起來有股腥味。
3. 經期不是提前就是錯後，而且量少、顏色偏暗。
4. 舌苔白且水滑。
5. 怕冷，經常腰膝酸冷、手腳冰涼。
6. 面色黯黑或蒼白無華。
7. 「性趣」不高，備孕很久卻不能懷孕。

體寒乃百病之源。俗話說「十病九寒」「病從寒中來」，嚴重的宮寒不僅會影響女性的生育能力，導致不孕，還會引發一系列疾病。

要想改善宮寒，平時就要注意保暖，夏季不要將空調溫度調得過低，冬季也不要穿得過於單薄，尤其在經期更不能受涼。

在飲食上，要少吃生冷食物。女性體質屬陰，切不可貪涼，即使在炎熱的夏季，冷飲、涼性水果等寒涼之物也不可以貪多，春秋、冬季更不能吃冷飲，因為這些食物進入體內會消耗陽氣，導致寒邪內生，侵害子宮。相反，多吃溫熱性的食物，如羊肉、雞肉、紅棗、花生、核桃等，則對預防和祛除宮寒很有幫助。

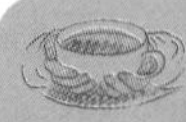

羊肉枸杞子湯

材料：

羊腿肉 500 克，枸杞子 15 克，肉桂 6 克，花椒 3 克，蔥、薑、鹽各適量。

做法：

1. 羊肉整塊用開水煮透，放冷水中洗淨血沫，切小塊。
2. 鍋中加油燒熱，下薑片、羊肉煸炒，烹入料酒，翻炒至羊肉變色後，加入清水或高湯，放入蔥、薑。
3. 大火燒開後，去浮沫，小火燉 1～1.5 小時，待羊肉熟爛，去蔥、薑，加入枸杞子、鹽，再煮 5 分鐘即可。

這道湯可以補腎養血，適用於腎陽虧虛所致身體怕冷，及宮寒所致月經少或淋漓不淨、色淡紅或黯紅、質稀、腰膝酸軟，頭暈耳鳴等症。

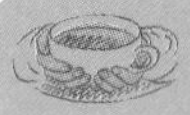

當歸烏雞湯

材料：

烏骨雞 1 隻，當歸、黃芪、茯苓各 9 克，生薑 3 片，鹽適量。

做法：

1. 將雞洗淨，去頭、腳爪及內臟，把當歸、黃芪、茯苓、生薑放入雞腹內用線縫合。
2. 將雞放砂鍋內，加水沒過，煮熟，去藥渣，加鹽調味後食肉喝湯。

這道湯健脾養心、益氣養血，適用於氣血不足而致的月經過少、經色稀淡、頭暈眼花、心悸怔忡、面色萎黃、小腹空墜等。久不受孕的女性也可用以調理身體。月經前一週，每天喝 1 次。

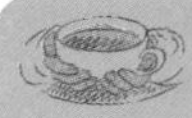

母雞艾葉湯

材料：

老母雞 1 隻，艾葉 15 克，薑 3 片，蔥 3 段，鹽適量。

做法：

1. 將老母雞洗淨，切塊，焯水後沖淨；艾葉用紗布包好。
2. 將母雞同艾葉、蔥、薑一起煮湯，加鹽調味，分 2～3 次食用。

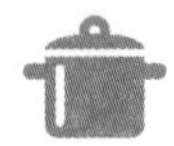

此湯可補氣攝血、健脾寧心，適用於體虛不能攝血而致月經過多、心悸怔忡、失眠多夢、小腹冷痛、不孕等症。月經期連服 2～3 劑。

中醫認為，動則升陽，堅持運動也可以改善宮寒。女性可以選擇快步走的方式，尤其是在鵝卵石路上行走，能刺激足底的經絡和穴位，可以疏通經脈、調暢氣血、改善血液循環，使全身暖起來。在運動中和運動結束後也要注意保暖，特別是出汗後，毛孔張開，要避免寒邪乘虛而入。

有些女性忙於家務或工作，長期過勞，或者壓力比較大，產生易怒情緒，這樣也會損傷身體的陽氣，陽氣是人體物質代謝和生理功能的原動力，是人體生殖、生長、發育、衰老和死亡的決定因素。陽氣虛就會出現生理活動減弱和衰退，導致身體禦寒能力下降。所以女性要注意勞逸結合，不要過度勞累，也不要熬夜。遇事不要輕易動怒，學會及時紓解情緒，做到心平氣和。只要體內陽氣充足，寒邪就無法入侵，就會遠離宮寒。

很多女性因減肥方法不當，也會導致宮寒。那些在很短時間內就達到瘦身目的的方法，一般對身體的傷害都很大。所以，確實需要減肥的女性可以制訂一個長期計畫，在不對身體造成損傷的前提下獲得健康體重。

前列腺疾病

前列腺是男性非常重要的器官，它與膀胱挨得很近，還與直腸相鄰。前列腺位於膀胱前面，就像一個衛兵，保護著膀胱和輸尿管。前列腺液內含有大量鋅離子，具有較強的殺菌作用。但隨著人體的衰老，中老年男性的前列腺或多或少會出現一些問題，最常見的就是前列腺增生和前列腺炎。

前列腺增生可見尿頻、排尿無力、尿細而長、夜尿次數多、小腹有下墜感，嚴重的可出現排尿困難、尿點滴不出。尿完一次甚至要 1～2 個小時。若伴有炎症，還會出現尿急、尿灼熱、尿痛、尿淋漓不盡、尿渾濁、腹部壓痛、腰酸乏力、頭暈目眩、性功能下降、遺精早洩等。前列腺疾病起病緩慢，但是一旦有上述某些症狀，就要注意。

前列腺疾病雖多見於中老年人，但病因卻是在青壯年開始累積下來，所以年輕時就要保護好前列腺。

1. 性生活要適度

性生活頻繁會使前列腺長期處於充血狀態，以至於過早出現前列腺增生。但這也並不代表性生活越少越好，有規律的性生活可以促使前列腺排空，從而起到保護前列腺的目的。

2. 注意前列腺的清潔

洗溫水澡可以舒解肌肉與前列腺的緊張。及時排尿對腎臟和前列腺都有好處。中醫認為排尿的正常與否，主要與膀胱的氣化功能相關，經常憋尿會影響膀胱的氣化功能，造成水液瀦留，尤其男性到了 50 歲以後，腎氣逐漸衰弱，應多排尿，以保持腎臟的氣化功能。要多排尿就要多喝水，補充水分也會降低尿液濃度，避免刺激前列腺。

3. 保持好心情

生活壓力大、精神緊張等不良情緒會導致氣機鬱滯，影響腎臟的氣化功能。

4. 飲食調理

飲食方面，可多食新鮮水果、蔬菜、粗糧及豆類製品，保持大便通暢。經常食用綠豆粥，對膀胱有熱、排尿澀痛者尤為適宜。凡植物種子類食物，對改善前列腺功能都有一定的作用，如栗子、冬瓜子、榛子、松子、開心果、腰果、葵花子、南瓜子等，平時可以適當食用。

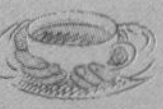 車前子綠豆煲豬肉

材料：

車前子 15 克，陳皮 10 克，通草 10 克，綠豆 50 克，豬瘦肉 400 克，生薑 3 片，鹽適量。

做法：

1. 綠豆提前浸泡 4 小時；將車前子、陳皮、通草用紗布包好，放入砂鍋中。
2. 加入清水，中火煮 20 分鐘，去渣取汁。加入綠豆、豬瘦肉和薑片，煮沸後改小火燉約 1 小時，撈出藥袋不用。
3. 加入適量鹽調味即可食用。

車前子為利水滲濕類藥物，可以利水清熱、明目祛痰，常用於治療小便不通、淋濁、尿血、濕痹等症。陳皮能化氣利滯，通草清熱利尿，綠豆清熱解毒。

豬瘦肉既為藥引又能減輕藥物的寒涼之性。上述材料一同煮湯食用，有清熱解毒、滌通祛瘀的作用，對前列腺炎有輔助治療作用。

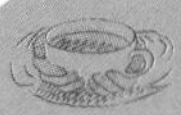 鳳尾海帶湯

材料：

鳳尾草 15 克，水發海帶 50 克。

做法：

1. 將鳳尾草洗淨、切碎，裝入紗布袋中紮口；海帶洗淨切絲。

2. 將藥包和海帶放砂鍋中加水煮沸，轉小火煮 30 分鐘，取出藥袋不用，加鹽調味，吃海帶喝湯。

此湯對熱毒壅盛所致的前列腺炎有效，症見尿急、尿痛、尿黃、高熱、煩躁不安、口渴欲飲、大便秘結等。可每天食用 1 次，連用 1 週。

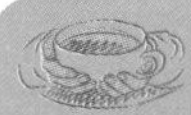

白蘭花豬肉湯

材料：

豬瘦肉 200 克，鮮白蘭花 30 克（乾品 10 克），鹽適量。

做法：

1. 將豬瘦肉洗淨，切小塊，與白蘭花一同放入砂鍋。
2. 加水適量，同煮至肉爛，加少許鹽調味。喝湯吃肉，每日 1 次。

此湯可補腎滋陰、行氣化濁，適用於男子前列腺炎。女子白帶過多也可用此方調理。

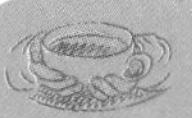

參芪冬瓜湯

材料：

黨參 15 克，黃芪 20 克，冬瓜 200 克，香油、鹽各適量。

做法：

1. 將黨參、黃芪置於砂鍋內加水煎 15 分鐘，去渣留汁。

2. 冬瓜洗淨去皮切片，放入藥汁中煮熟，加鹽，淋入少許香油，佐餐用。

此湯可健脾益氣、升陽利尿，對前列腺疾病有輔助治療作用。可每天食用1次，連用 1 週。

貼心小叮嚀

前列腺疾病患者必須忌菸酒、戒辛辣食物和含咖啡因的飲品。因為這些都對前列腺血管有擴張作用，會加重前列腺充血。此外，經常吸煙喝酒，也會增加患前列腺疾病的風險。

糖尿病

在幾十年前，糖尿病人還很少，可是隨著生活越來越好，這個富貴病越來越多。關於糖尿病，早在一千多年前，已有文獻記載。中醫認為糖尿病的發生和飲食有關，《黃帝內經》中說：「數食甘美而多肥，肥者令人內熱，甘者令人中滿。」認為，肥甘厚味的食物吃多了，就會導致脾胃積熱，出現中醫所說的「脾癉」「消渴」等證，即類似於我們現在所說的糖尿病。

糖尿病本是老年性疾病，但是現在，營養過剩、飲食不節的問題層出不窮，糖尿病的人群也呈年輕化的趨勢。所以，建議大家從現在開始，合理規劃飲食營養和生活起居，預防糖尿病的發生。

糖尿病最主要的特點就是「三多一少」，即尿多、多飲、多食和體重減輕，還可伴有疲乏、倦怠以及各種併發症。但是在早期的時候，糖尿病的症狀並不明顯，但生活中的一些細節不要放過，下面這些症狀很可能就是糖尿病的早期表現。

1. 口舌乾燥

口渴是糖尿病初期症狀的典型表現。一般平時不怎麼喝水的人，突然總是覺得口渴欲飲，這時就要當心，有可能患上糖尿病了。

2. 便秘腹瀉

腹瀉之後便秘，便秘之後又腹瀉，如此循環往復。倘若腹瀉與便秘交替出現，就要及時去醫院進行診斷，以便確診，及早治療。

3. 精神萎靡

糖尿病早期可能會出現精神萎靡，患者沒有精神做任何事情，經常覺得累，總是想睡。有時候連走路、上樓都覺得沒力氣。

4. 時常饑餓

饑餓感是糖尿病初期症狀的一大特色，而且一直有這種感覺。如果突然表現出食欲大增，並且喜好吃甜食時，就要當心得了糖尿病。

5. 眼病多發

視力減退，視網膜疾病突發等。

6. 四肢麻痺

經常出現手腿麻痺或者陣痛，也有的糖尿病患者初期症狀表現為夜間小腿抽筋。

7. 皮膚抵抗力減弱

皮膚抵抗力減弱的具體表現有：冬天特別容易出現凍瘡、平時皮膚經常發癢、皮膚上出現傷口之後也不容易癒合，這些都是糖尿病初期症狀的表現。

8. 性功能障礙

糖尿病患者的初期症狀還表現在性功能上，尤其是男性糖尿病患者，會出現陽痿等性功能問題，女性則表現為月經不調等。如果突發性地出現陽痿或者月經不調，則可能是糖尿病初期的預警。

9. 體重減輕

不要認為體重減輕是值得高興的事情，如果沒有運動，沒有吃減肥藥，什麼都沒做，體重卻在減輕，很有可能是糖尿病的前兆。

10. 口腔問題

糖尿病初期症狀還會表現在口腔方面，比如牙齒鬆動脱落、牙周炎、牙齦炎等。

唐代醫家孫思邈曾指出，糖尿病人慎者有三：一飲酒、二房事、三鹹食及麵。唐代的王燾還提出了限制米食、肉食及水果等理論。這些對於我們預防治療糖尿病都具有一定的指導意義。此外，飲食控制的好壞也會直接影響治療效果，古代醫家均認為不節飲食「縱有金丹亦不可救」。下面這些食療方，糖尿病患者可根據實際情況適當選用。

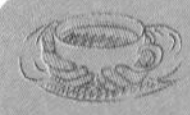

萵筍菜花湯

材料：

萵筍 150 克，青花菜 150 克，鹽、香菜各適量

做法：

1. 將萵筍、青花菜分別洗淨，萵筍切成薄片，青花菜掰成小朵備用。
2. 鍋中加適量清水，用大火煮至沸騰，放入萵筍片、菜花。

3. 再次煮沸後調入鹽，改用小火煮 5 分鐘，出鍋後撒上香菜即可。

此湯可清腸排毒，降脂降糖，適用於糖尿病、高血脂、高血壓、心臟病患者。

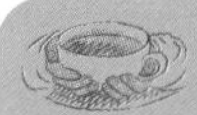

紅棗瓜皮番茄湯

材料：

番茄 1 個，紅棗 10 枚，西瓜皮、冬瓜皮各 50 克。

做法：

1. 將紅棗水洗泡發，番茄、西瓜皮、冬瓜皮分別洗淨切塊備用。
2. 將上述材料一同放入鍋中，加適量水，先用大水煮開，再轉用小火煨熟即成。

此湯可健脾益胃、降糖，適用於糖尿病患者，但脾胃寒者不宜久服。

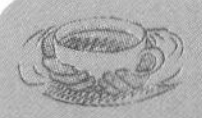

絲瓜牡蠣湯

材料：

絲瓜 1 根，新鮮牡蠣肉 150 克，香油、鹽各適量。

做法：

1. 將絲瓜清洗乾淨，去皮，切成片備用；牡蠣肉清洗乾淨，在沸水中汆一下。
2. 把牡蠣肉在燒熱的油鍋中煸炒一下，添加適量開水，將絲瓜片放入，用大火煮至沸騰。
3. 調入鹽，改用小火慢慢煲至湯熟，最後淋上香油即可。

此湯可清熱利濕、降壓減脂，適用於糖尿病、高血壓患者。

糖尿病除飲食調理外，還要配合運動。《諸病源候論》提出，消渴病人應「先行一百二十步，多者千步，然後食。」《外台秘要》也建議：「食畢即行走，稍暢而坐。」主張每餐食畢，出庭散步。說明適當運動是防治糖尿病的有效措施之一，這一點和現代醫學的認識是完全一致的。

不過糖尿病患者的運動方式和運動強度要適當，應在醫生指導下循序漸進，以不疲勞為度，不能強所不能。散步、快走、健身操、太極拳、游泳等都很合適。切不可強度過大或活動時間太長而引起勞累，那樣反會使病情加重。

尤其是嚴重缺乏胰島素的患者及合併冠心病、腎病者，更應該注意控制活動量。

太極拳的特點是輕鬆、自然、舒展和柔和，同時也能調和心境，是最適合糖尿病患者的運動方式。

此外，糖尿病的發生和發展都和情緒有一定的關係。因此糖尿病患者要「節喜怒」「減思慮」，保持心情舒暢、氣血暢通，以控制病情，提高生命品質。

就目前的醫療水準來看，糖尿病尚不能完全治癒，但通過中西醫積極防治，可以使血糖長期穩定，減少或不出現併發症，不影響壽命是完全可能的。

高血壓

高血壓是一種全身性疾病，特徵為動脈血壓升高，伴有心、腦、腎出現功能性、器質性異常。按照世界衛生組織的規定，收縮壓高於 140 毫米汞柱、舒張壓高於 90 米汞柱即為高血壓。中醫則將其歸為「眩暈」「肝陽上亢」等範疇。

血壓增高，會出現一系列症狀，如頭痛、頭暈、頭脹、耳鳴、心慌、睡眠不好、易疲倦、乏力、煩躁不安等，其中頭痛最常見。若血壓得不到控制，就會累及心、腦、腎等臟器，最終導致腦中風、眼底出血等併發症。

一些人尤其是中老年人偶爾會有頭痛、噁心、不能久蹲的毛病，有人覺得是頭部的毛病，就吃止疼藥，其實這很可能是高血壓所致，只是症狀還不嚴重。

高血壓的成因不只有一種，而是多種因素綜合影響的結果。比如情緒激動、飲食變化、生活規律改變、肥胖、運動量減少等。其中飲食因素在高血壓發病中起著重要的作用，比如，飲食中動物脂肪、膽固醇含量較高，鈉攝入過多，鉀、鈣過少，攝入的蛋白質品質較差、飲酒過多等等。原發性高血壓目前還不能完全治癒，但可以通過飲食得到有效控制，使血壓保持平穩。合理的飲食原則是低鹽、低脂飲食，適當吃些高纖維素的食物，多吃水果、蔬菜和穀物。

高血壓患者日常飲食應以清淡為主，最好採用清蒸、水煮等烹調方式，避免油煎及炒炸等。

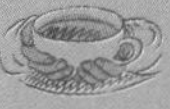 山楂荷葉豬肉湯

材料：

瘦豬肉 250 克，山楂 30 克，荷葉半張，決明子 30 克，紅棗4 枚，鹽少許。

做法：

1. 將豬肉洗淨切塊，燒水；山楂、決明子、紅棗洗淨，荷葉洗淨切條備用。
2. 砂鍋內加水適量，放入山楂、決明子、紅棗、荷葉，煎 30 分鐘左右，去渣，加入豬肉塊，煮熟後加鹽調味即成。

此湯可清肝泄熱、消滯和胃，適用於肝鬱化火、風陽上擾型高血壓。這種高血壓的症狀主要有頭痛眩暈、面赤目紅、煩躁易怒、口苦咽乾、小便黃少、大便乾結、舌質紅或舌邊紅。

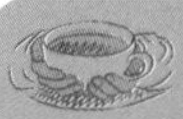 枸杞葉芹菜魚片湯

材料：

草魚肉 60 克，枸杞葉 50 克，芹菜梗 100 克，生薑 3 片，太白粉、香油各適量。

做法：

1. 將枸杞葉洗淨，芹菜梗洗淨切段備用。
2. 草魚肉洗淨、切片，用適量鹽、薑絲、太白粉拌勻。

3. 將枸杞葉加適量清水，小火煮沸約 20 分鐘，去葉留湯用。
4. 將芹菜放入湯內，小火煮沸約 10 分鐘，將魚肉下鍋，稍煮至熟，加鹽調味，淋入幾滴香油即成。

此湯可清肝、明目，適用於高血壓病屬肝陽亢盛或肝熱型者，這種高血壓的症狀主要有煩熱不安、頭痛眩暈、目赤澀痛、小便不利等。此方也可用於急性結膜炎屬肝熱者，症見目赤腫痛、頭痛等。

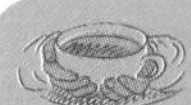

芹菜金菇豬肉湯

材料：

香芹、金針菇各 100 克，胡蘿蔔（去皮、切塊） 150 克，豬瘦肉 200 克，生薑 3 片，蔥 2 段，鹽適量。

做法：

1. 豬肉洗淨切小塊，焯水後沖洗乾淨，放入瓦煲內，加清水、生薑片、蔥段和少許料酒，大火煮沸後放入胡蘿蔔塊。
2. 用中火煲 1.5 小時，再放入香芹段和金針菇，煮沸 5 分鐘後加鹽調味即可。

此湯可清熱解毒、利尿降壓，適於肝陽上亢型高血壓患者食用。

預防和改善高血壓，還要注意改變不合理的膳食結構，防止體重過重。肥胖者應減肥，並進行適當的體育鍛煉和體力勞動。

對於長期從事腦力勞動者而言，參加體育鍛煉和體力勞動能解除精神過度緊張，調節生活，對防治高血壓有重要意義。可參加慢跑、健行、騎自行車、游泳等各種形式的活動，但應遵循循序漸進、逐漸增加運動量的原則。適當的體育鍛煉可增強體質，維持正常體重，改善血液循環，減少外界阻力，使血壓保持平穩。

此外，高血壓患者還要注意調整心態，保持平和愉快的情緒，避免過度緊張，不要激動、暴怒，因為這樣容易引發腦溢血。

定期體檢也是不可忽視的。高血壓患者每年應至少體檢 1 次，注意檢查體重、腰圍、血壓、血糖、血脂、肝功能、腎功能以及心電圖等。平時也應經常測量血壓，以便對自己的血壓狀況瞭若指掌。

低血壓

血壓高了不行，低了當然也不行。醫學上，一般把成年人的血壓長期低於 90 / 60 毫米汞柱者稱為低血壓。多數無症狀性低血壓，可通過調整飲食和體育鍛煉使其回升。但若血壓長期低於正常值，並出現倦怠、頭暈、心悸、心前區重壓感等症狀者，則需配合藥物治療。

中醫認為，低血壓多與先天不足、後天失養、勞倦傷正、失血耗氣等諸多因素有關，可分氣陰兩虛、心腎陽虛、心脾兩虛、肝腎不足等證型，須辨證施治及調養。

低血壓目前尚無特效藥物治療，飲食是最有效的緩解和輔助治療方法之一。低血壓患者平時可多吃山藥、薏仁、桂圓、荔枝、枸杞子、栗子、核桃、紅棗、瘦豬肉、羊肉、雞等禽類食品，有助促使血壓回升；同時還應多吃富含維生素、微量元素的水果蔬菜，以及黃豆、紅豆、黑豆等豆類製品，使身體攝入的各種營養保持均衡。

與高血壓相反，低血壓者宜選擇適當的高鈉、高膽固醇飲食，使血壓上升。要少吃冬瓜、西瓜、芹菜、山楂、苦瓜、綠豆、大蒜、海帶、洋蔥、葵花子等有降壓作用的食物。

在煲湯或煮粥時，可適當加入一些有助補氣養血的中藥，如紅棗、黃芪、黨參、當歸、川芎等。

豬心黃芪湯

材料：

豬心 1 個，黃芪、黨參、當歸各 15 克，川芎 10 克，鹽適量。

做法：

1. 豬心切開洗淨，焯一下，黃芪、黨參、當歸、川芎用紗布包好紮緊。
2. 將豬心和藥包放入鍋中，加適量清水燉 3～4 小時，除去藥包，加鹽調味即可。

豬心可以增強心肌收縮力，還有安神定驚、養心補血的功效，與黃芪、黨參、當歸等一起煲湯，具有很好的益氣補血效果，可促使血壓回升，適合低血壓患者食用。

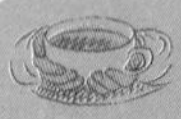 參芪升壓湯

材料：

生黃芪、黨參各 15 克，升麻 9 克，豬瘦肉 100 克，鹽適量。

做法：

1. 豬瘦肉洗淨切塊，將生黃芪、黨參、升麻一起裝入紗布袋備用。
2. 砂鍋中加適量水，將豬瘦肉和紗布袋一起放入，小火燉煮至肉爛熟，取出藥袋，加鹽調味即可。

黃芪、黨參都是補氣藥，升麻可升舉陽氣，同製成湯，可補中益氣，對低血壓、暈厥等症有調養功效。

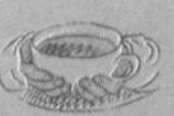 當歸薑棗湯

材料：

當歸 15 克，紅棗 10 枚，羊肉 250 克，生薑 3 片，鹽適量。

做法：

將羊肉切塊，與生薑、紅棗、當歸一同用小火煲湯，煲至羊肉熟，加鹽調味食用。

此湯可補益氣血、調和營衛，適用於低血壓性眩暈者。

中青年女性及老年人是低血壓高危人群，這與平日裡運動量較少有關。因此除了飲食療法，還應該注意活動筋骨，以促進血液循環，減少低血壓的發生。

體位性低血壓，也就是蹲下站起會出現眩暈、眼前發黑的患者要注意在起床、站立時動作放慢，或先保持頭低位再慢慢起立，減少低血壓發作的程度。老年人患低血壓尤其要注意不可起身過猛，否則易出現暈厥。

冠心病

當前，經常有報導年紀輕輕就發生猝死的事件，猝死很多時候都與心臟疾病有關，特別是冠心病。

一旦得了冠心病，即便是窮盡所有治療手段，也很難復原。所以，冠心病主要以預防為主，預防的關鍵是讓冠脈血流永遠保持通暢。

冠心病的發病原因很多，主要是由於冠狀動脈粥樣硬化、狹窄甚則閉塞，引起心肌供血、供氧不足。比較輕的冠心病症狀為胸悶不舒，活動後心悸、氣短，也有的沒什麼症狀，醫學上叫作隱匿性冠心病；嚴重的表現為胸痛、呼吸困難，意識喪失，危及生命。還有一種類型就是猝死，病人沒有任何先兆，生命突然終止，發病倉促到沒時間搶救。對於隱匿性冠心病，體檢時會發現心電圖異常，因此建議定期體檢。

從中醫角度來看，冠心病人體質多痰濕偏重，所以平日飲食宜清淡，儘量少食或避免食用高動物性脂肪、高膽固醇的食物，如肥肉、豬油、動物內臟、蛋黃、乳酪、黃油等。食物應以素食及豆製品為主，即多食素菜、水果、豆製品等，蛋白質的補充則可選用瘦肉、魚肉和蛋類。可以經常熬一些清淡的湯來調理。

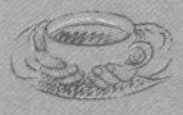

人參銀耳湯

材料：

人參片 5 克，銀耳 10 克。

做法：

1. 將銀耳用溫水浸泡 4 小時以上，去蒂，洗淨，撕成小朵。
2. 將人參放入砂鍋中，加適量清水，用微火熬煮 2 小時，再加入銀耳煮 1 小時。飲湯食銀耳，分 2 次餐後食完，連用 10～15 天。

此湯可益氣養陰、生津增液、補肺健脾。老年冠心病患者一般身體虛弱、氣血不足、神疲乏力、氣短而喘、咽喉乾燥，或有胸悶、心前區隱痛等，此湯可緩解這些症狀。

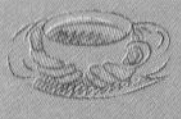

海藻黃豆湯

材料：

海帶、海藻各 30 克，黃豆 100 克，鹽適量。

做法：

1. 將海帶、海藻用溫水泡發，洗淨切絲。
2. 黃豆洗淨，與海帶、海藻同入鍋內，加水燉湯，調味後即可食用。

此湯有抗凝血、降血脂、降血壓的作用，適合冠心病、高脂血症、高血壓患者食用。

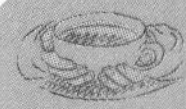

保元強心湯

材料：

牛肉 250 克，人參片 6 克，黃芪片 10 克，肉桂 3 克，甘草 4.5克，生薑 3 片，鹽適量。

做法：

1. 牛肉洗淨切塊，鍋中加水適量，加入牛肉及全部藥材（可將藥材裝入紗布包中紮口）。
2. 大火煮沸後改小火燉至牛肉熟爛，加少許鹽調味。吃肉喝湯。

此湯具有益氣溫陽、健脾安心的功效，適用於冠心病、高血壓者食用。可每週食用 2～3 次，連食數週。

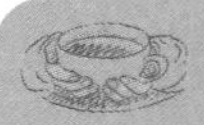

雪紅湯

材料：

荸薺 300 克，山楂糕 60 克，白糖適量，甜青梅脯丁、桂花糖各少許。

做法：

1. 荸薺洗淨去皮切丁，加水 1 大碗煮沸後加白糖少許，改小火煮 15 分鐘。

2. 山楂糕切丁，放入荸薺湯內，立即離火，加入青梅脯丁及桂花糖少許，拌勻後食用。

此湯具有開胃消食、清肝化滯的功效，對高血壓、動脈硬化及冠心病有輔助治療作用。每次 1 小碗，每天 2 次。

很多冠心病患者都是在劇烈運動之後發病，因此患者一定要避免劇烈運動。如果運動，一定要緩慢、有規律，不能三天打魚兩天曬網，想運動就運動，想不運動就不運動，這樣對病情很不利。適合冠心病患者的運動有太極拳、八段錦、五禽戲、散步等。

日常起居方面，可以「跟著太陽走」，夏天適當早起，冬天適當晚起。中醫認為，過度的情志刺激會影響五臟功能，怒傷肝、思傷脾、喜傷心、憂傷肺、恐傷腎，心為五臟之主，五臟是一個整體，不管哪種情緒都會傷到五臟。因此冠心病患者要注意調節情志，保持平和心態，養好心，病才不來找。

貼心小叮嚀

中醫強調辨證論治，根據發病原因不同，冠心病也要區別對待，進行個體化治療。切不可自作主張，聽信廣告吃一些補品來「預防」，亂吃藥、亂進補很可能會加重病情。

40 歲以上的人易發隱匿性冠心病——這是沒有任何症狀的冠心病，常因勞累、情緒激動等誘發。因此，這個年齡段的人一定要注意勞逸結合，並定期做心電圖檢查。

高脂血症

高脂血症在中老年人當中發病率較高。血脂主要是指血清中的膽固醇和甘油三酯，無論是膽固醇含量增高，還是甘油三脂的含量增高，或是兩者皆增高，都稱為高脂血症。

中醫雖無高脂血症這一病名，但對其實質的認識卻源遠流長，此病可歸於中醫的「痰濕」「濁阻」「胸痹」「眩暈」「心悸」「肥胖」「中風」等範疇。

《黃帝內經•素問•通評虛實論》中有：「甘肥貴人，則高梁之疾也。」說的其實就是類似高脂血症的問題。

高脂血症是身體亮出的「黃牌」警告，一般無明顯症狀，絕大多數的高脂血症患者自己沒有感覺，大多是在檢查身體時，或者做其他病檢查時被發現。所以已經查出血脂偏高的人應有所重視，千萬不能認為沒有症狀就掉以輕心。

血液黏稠度增高，其危害是很大的。首先會使血液流速減慢，加上過多的紅血球老化、硬化，易發生紅血球聚集，進一步加重血稠程度，造成心、腦血管供血不足，心腦缺血缺氧可引發頭昏腦漲、頭暈頭痛、心悸氣短、胸悶胸痛、頸項強硬不適、四肢麻木、乏力、嗜睡或失眠等症狀；若血液過度黏稠，處於高凝狀態，就容易形成血栓，如果堵塞了冠狀動脈血管，則會發生急性心肌梗死，如果堵塞了腦動脈，則會導致缺血性腦中風。血栓還會堵塞腎動脈、腹部動脈、下肢動脈等而引起缺血性急症。總之，如果不改善，後果不堪設想。

高脂血症患者要在保持營養均衡的前提下堅持「膳食五原則」，即保持低

熱量、低膽固醇、低脂肪、低糖、高纖維的飲食習慣。可多吃些粗糧、豆類及豆製品、瓜果、蔬菜。黑木耳、洋蔥、青椒、香菇等有抑制血小板聚集、防止血栓形成的作用；番茄、紅葡萄、橘子、生薑等有抗凝血作用；山楂、紫菜、海帶、玉米、芝麻、香芹、胡蘿蔔、蒟蒻等有降低血脂的作用，高脂血症患者宜多食用。當然，也可將食材加入中藥製成食療湯品，享受美味的同時，還能降脂。下面推薦幾道可以常喝的降脂湯。

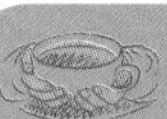

海帶木耳肉湯

材料：

海帶 15 克，黑木耳 10 克，豬瘦肉 100 克，鹽、太白粉各適量。

做法：

1. 海帶泡發，洗淨切絲，木耳泡發後撕成小朵，洗淨備用。
2. 將豬瘦肉切成絲或薄片，用太白粉拌好，與海帶絲、木耳同入鍋，加水適量煮 15 分鐘，加鹽調味即可。

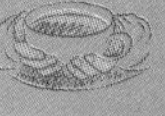

枸杞子豬肉湯

材料：

枸杞子 15 克，豬瘦肉 250 克，鹽、料酒、蔥段、薑、胡椒粉、高湯各適量。

做法：

1. 枸杞子去雜質洗淨；豬肉洗淨切絲，加入料酒、蔥、薑、鹽煸炒至變白。
2. 向鍋中加入高湯，放入枸杞子，湯煮沸後用小火煮 10 分鐘，加入胡椒粉，佐餐食用。

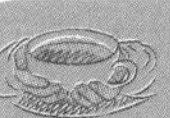

香菇豆腐湯

材料：

乾香菇 5 朵，豆腐 400 克，鮮竹筍 60 克，太白粉、香油、胡椒粉、鹽各適量。

做法：

1. 將香菇用溫水泡發，去蒂，切成絲，下油鍋略炒後盛起；筍切絲、豆腐切丁。
2. 鍋中加適量清水煮沸，投入香菇絲、筍絲、豆腐丁，煮開後加鹽、胡椒粉，用太白粉水勾芡，起鍋後淋上香油，佐餐食用。

這幾道食療湯品，都有降脂作用，適合高脂血症患者經常食用。

此外，高脂血症患者要注意多喝水，有助於稀釋血液，降低血液的黏稠度。理想的稀釋水是 25℃左右的白開水，其張力、密度等生理活性都十分接近血液和組織細胞內的水，易被人體吸收利用。

中老年人過盛夏更要注意補充水分，並堅持清晨、中午、晚睡前各飲一杯白開水，對防止血稠大有裨益。

高脂血症患者要忌食含脂肪和膽固醇高的食物，如肥肉、豬皮、豬蹄、肝臟、腦髓、魚子、蟹黃、蛋黃等。對富含油脂類成分的黃油、奶油、乳酪等添加類食品要嚴格忌食，更不能飲酒。

適度的有氧運動，如散步、快走、慢跑、打球、跳健身舞、騎車、登山、游泳等，也可有效增強心肺功能，促進血液循環，降低血液黏稠度。

研究發現，血液黏稠度的高低與人的情緒好壞也有關，過度緊張、過重的心理壓力、煩躁等，易導致血液黏稠度增高，所以要注意避免這些情緒。心理平衡了，各臟腑生理功能才能平衡，代謝正常，也能夠預防高脂血症的發生，對於改善症狀也有益處。

脂肪肝

人的肝臟就像一台排毒機器，它不停地運轉，為人體健康保駕護航，但是如果這個肝臟「長胖了」，運轉就會吃力。這裡說的肝臟「長胖」其實就是得了脂肪肝。正常情況下，人體的肝臟含有較少比例的脂肪，一般占肝臟濕重的5%，但如果肝內脂肪堆積，脂類含量超過肝臟濕重的 10%，就成了脂肪肝，這時候它運轉起來就非常費勁，而且排毒功能也會下降。

好好的一個肝臟，為什麼會堆積那麼多脂肪呢？這是由於甘油三酯合成與分解不平衡所形成。酗酒、營養過剩或營養不良等都可能造成這種不平衡。

拿酗酒來說，酒類飲料中的酒精進入肝臟，會使其代謝發生障礙，導致脂肪酸分解減少，甘油三酯合成增加，從而導致肝內堆積脂肪。再如營養過剩，多餘的熱量轉化成脂肪堆積於體內，肝臟自然「在劫難逃」。

一般來說，肝內脂肪堆積的程度與體重成正比，越胖的人，脂肪肝可能越嚴重。也有一種原因是營養不良，多見於盲目節食減肥者，因過分限制肉類等脂類食物，攝入蛋白質不足，導致肝臟大量合成脂蛋白，致使脂質增多，加上葡萄糖利用不足，就會使脂肪組織釋放出過量脂肪酸進入肝臟，導致形成脂肪肝。

要想擺脱脂肪肝，關鍵是要去除或控制其病因。如肥胖型脂肪肝要控制飲食、減輕體重，具體就是要遵循「一適兩低」的進餐原則，即適量蛋白質、低糖、低脂肪，多食水果、蔬菜，限制熱量，同時增加運動量，積極減肥，將超標的體重減下來，肝內的脂肪浸潤就可明顯好轉。如果是營養不良型脂肪肝，則應及時補充營養，飲食要高蛋白，隨著體內蛋白質的合成逐漸正常化，便可消除脂肪肝。至於酒精型脂肪肝，要先戒酒，調理才會有效。

中醫上對脂肪肝也早有認識，將其歸為積證。《黃帝內經》中說：「肝之積，曰肥氣。」故也稱之為「肥氣病」，認為是體內肥脂之氣過多地蓄積於肝臟，導致肝臟功能失調、疏泄不利的一系列病症。可見，脂肪肝的致病因素多與吃有關，所以調理脂肪肝也應從飲食上入手。

唐代的孫思邈對脂肪肝的治療提出了非常明確的方向：「廚膳勿使脯肉過盈，常令儉約為佳。」就是飲食要以植物性食物為主，儘量不要食用過多的肉類。這與如今西醫提倡的飲食原則不謀而合。

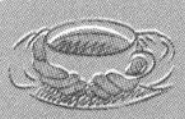

芹菜黃豆湯

材料：

芹菜梗 100 克，黃豆 20 克，鹽少許。

做法：

1. 芹菜洗淨切成片，黃豆先用水泡漲備用。
2. 鍋內加水適量，將黃豆煮熟，加入芹菜梗略煮，加鹽調味後食用。

芹菜含多種胺基酸、揮發油、水芹素等，具有保護肝臟的作用，不僅能降血壓、減血脂，還能預防動脈硬化。這道湯可以每天喝 1 次，連喝 3 個月。

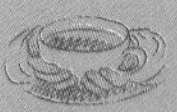

脊骨海帶湯

材料：

水發海帶絲 200 克，豬脊骨 500 克，大蔥 2 段，薑 3 片，鹽、醋、胡椒粉各適量。

做法：

1. 海帶絲洗淨；豬脊骨洗淨，剁成塊。
2. 將豬脊骨放進鍋內，倒入清水，大火煮沸，舀去浮沫，放入蔥段、薑片，煮 30 分鐘。
3. 下入海帶續煮 15 分鐘，加入胡椒粉、鹽、醋調味即成。

海帶含有豐富的牛磺酸，可降低血液及膽汁中的膽固醇。還含有食物纖維褐藻酸，可抑制膽固醇的吸收，並促進其排泄。每週吃一次海帶，對防治脂肪肝、高脂血症均有良好的作用。

下面這些食物也可以有效對抗脂肪肝，脂肪肝患者宜常吃。

1. 燕麥：亞油酸和皂苷素含量豐富，可以降低血清膽固醇和三酸甘油酯。
2. 玉米：富含鈣、硒、卵磷脂、維生素 E 等，可以有效降低血清膽固醇。
3. 薏米：能利水消腫、健脾去濕、清熱排膿，很適合脂肪肝患者食用。
4. 胡蘿蔔：有健脾養胃、化痰清熱、利濕順氣、消腫散瘀、解毒止痛的功效。現代研究發現，胡蘿蔔中含有大量的生物鉀，鉀進入血液後，能將血液中的油脂乳化，同時能有效溶解沉積在肝臟裡的脂肪，並將這些體內垃圾排出體外，達到降脂、 清潔血管、增加血管彈性、改善微循環的作用。

5. 地瓜：纖維素含量豐富，有通便作用，並可將腸道內過多的脂肪、糖、毒素排出體外，起到降脂的作用。
6. 山楂：中醫記載山楂「尤消肉食」，一個「消」字道出了山楂消脂功效強大，山楂含有的熊果酸，能降低動物脂肪沉積在血管壁、肝臟，促進膽固醇的轉化。
7. 綠茶：綠茶提取物茶多酚可降低肝組織中過氧化脂質的含量，降低血漿中總膽固醇、三酸甘油脂，對脂肪肝有一定的防治作用。

飲食療法雖然重要，但存在一個誤解，就是很多人認為治療脂肪肝只靠飲食就可以了，這是不太現實的。因為要根據脂肪肝的嚴重程度，來進行綜合治療。除了飲食，還應養成良好的生活習慣，按時休息，不熬夜，戒煙戒酒，適當參加體育鍛煉等。

堅持體育鍛煉能夠促進肝臟代謝，有利於血液循環和消耗肝臟內過剩的物質，對肥胖及脂肪肝都有良好的防治作用。慢跑、快走、上下樓梯、騎自行車、游泳、打乒乓球等強度小、節奏慢的有氧運動都很適合。運動量可因人而異，以微喘、心跳達到每分鐘 120 次左右為宜。

不同於其他肝病，脂肪肝是一種可逆性疾病，所以只要飲食控制得當，再加上適當的運動，是完全可以擺脫的，關鍵是要給自己信心，並堅持不懈。

慢性腸胃炎

我們吃進去的食物，都是先到胃裡。因此飲食不當，就會造成腸胃病，

其中腸胃炎就很常見，患慢性腸胃炎的人，多有面色不華、精神不振、少氣懶言、四肢乏力、喜溫怕冷等症狀。如在急性炎症期，除發熱外，還可能出現失水、酸中毒或出血性休克等情況。

慢性腸胃炎最常見的症狀是腹瀉，每日 1 次或多次。有的只在早飯後暴發多次排便，其餘時間無腹瀉，有的一天腹瀉數十次。一般在夜間不會腹瀉，因此腸胃炎的腹瀉一般不會影響睡眠，也不會排便失禁。但是慢性腸胃炎如果長期不治療和調養，就會有腹部長期不適或者隱隱作痛的感覺，尤其是左下腹或右上腹，絞痛、脹痛、劇痛、刺痛、緊縮痛等各種疼法都有。輕症疼幾分鐘，嚴重的會持續幾個小時。這種疼痛一般在排氣、排便或灌腸後得以緩解。

腸胃炎的治療以預防和日常調養為主，首先要做到規律飲食，定時定量。不能遇到喜歡吃的就大吃一通，遇到不合口味的一口不吃，這樣容易造成胃功能紊亂，進而使胃壁內的神經叢功能亢進，促進胃液分泌，久而久之就成了胃潰瘍。

其次要注意進食習慣。吃飯時一定要細嚼慢嚥，使食物在口腔內充分咀嚼，並與唾液混合，這樣可以減輕胃的負擔，使食物更易於消化。

此外，在食材的選擇上，要多吃有益腸胃、易消化吸收的食物，少吃刺激性食品，更不能吸煙和飲酒。湯粥類製作簡單，而且能滋養腸胃，也易於消化，是腸胃炎患者飲食的首選。

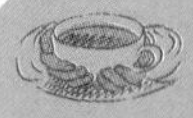

板栗燉母雞

材料：

板栗 500 克，土雞（母雞）1 隻，薑 3 片，料酒、鹽各適量。

做法：

1. 將板栗洗淨，切口，放入開水鍋中煮 2 分鐘，待口裂體漲後剝去皮殼。
2. 將母雞處理乾淨，切成塊，焯水後沖淨備用。
3. 鍋內加水，放入雞塊、栗子、薑片、料酒，大火煮開後改用小火燉 2 個小時，待雞肉爛熟後加適量鹽調味即可。

母雞肉溫中益氣，與栗子合用，可助其健脾益腎之功，經常食用，不僅能溫胃養胃，對腸胃虛弱日久引起的腎虧尿頻、腰腿無力等也有很好的食療效果。

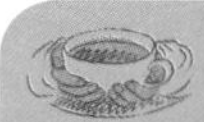

參芪猴頭菇燉雞

材料：

猴頭菇 3 朵，土雞（母雞）1 隻，黃芪、黨參各 10 克，紅棗 10 枚，薑片、蔥段、料酒、鹽各適量。

做法：

1. 將猴頭菇泡發後洗淨擠乾，去蒂，切成厚片待用。

2. 把母雞處理乾淨，剁成塊，焯水後放入燉盅內，加入蔥段、薑片、猴頭菌片和浸軟洗淨的黃芪、黨參、紅棗，加少許料酒，再加適量清水（沒過雞肉），用小火慢慢燉，直至肉熟爛為止，加鹽調味即成。

猴頭菇能助消化、利五臟，凡患有消化不良、胃潰瘍、十二指腸潰瘍、慢性胃炎、胃竇炎、胃痛、胃脹及神經衰弱的人都可以食用。母雞益氣養血、健脾胃、療虛損、善補五臟。黃芪能補氣固表、斂瘡生肌、抗潰瘍。黨參補中益氣、益血生津。紅棗健胃補血、滋養強壯。以上材料共煮湯食用，可補氣健脾養胃，身體羸弱者也可每週食用 1 次。

腸胃健康與精神因素也有很大關係。過度的精神刺激，如長期緊張、恐懼、悲傷、憂鬱等都會導致胃壁血管痙攣性收縮，進而誘發胃炎、胃潰瘍。所以，腸胃炎患者要注意保持心態平和、情緒穩定。

另外，慢性腸炎發生腹瀉如伴有脫水現象時，應及時服用淡鹽開水、菜湯、菜汁及果汁等，以補充水、鹽和維生素的缺失，防止身體脫水。

骨質疏鬆

一些老年人，經常出現腰酸背痛，活動後疼痛加重，彎腰、運動、咳嗽、大便用力時疼得更嚴重。還有的行動遲緩不靈活、身體僵硬、身高縮短、駝背。這些都是年齡增長，骨質流失、疏鬆的表現。骨質疏鬆嚴重的，一旦摔倒或日常活動中稍有用力就可出現骨折。

有些輕度的骨質疏鬆症狀並不明顯，但也不可忽視，比如出現胸、腰椎壓縮性骨折，脊椎後彎、胸廓畸形等，這些變化會影響胸廓活動，使肺活量和換氣量減少，往往還會由於缺氧而致胸悶、氣短、呼吸困難。只有解決骨質疏鬆的問題，才能從根本上消除症狀。

從臨床統計來看，絕經後婦女 50%以上、老年男性 20%以上患有骨質疏鬆症。一般而言，男性 32 歲，女性 28 歲以後骨鈣就開始流失，隨著年齡的增加，這種流失的速度也隨之加快，到 60 歲時，已有 50%的骨鈣流失掉。所以，防止骨質疏鬆，要從年輕的時候開始，當然老年人更應該注意。

中醫認為骨質疏鬆的根本原因是腎精虧虛。腎主骨生髓，為先天之本，如果腎虛精血不足，不能滋養骨骼，就會導致骨骼脆弱無力。另外，飲食不節，損傷了脾胃，脾胃運化功能不好會影響胃腸對鈣、磷、蛋白質及胺基酸等營養物質的吸收。久病或大病之後，邪氣過盛，內臟功能虛弱，或病久氣血津液損傷不能濡養筋骨，筋骨一旦失於濡養便易疏鬆脆弱。

骨質疏鬆者應多吃含鈣的食物，如豆漿及豆製品、低脂牛奶及乳酪、芝麻、花生油、紫菜、蝦皮、芹菜、油菜、胡蘿蔔、香菜、黑木耳、蘑菇等。一些雜糧含鈣也較多，如高粱、蕎麥、燕麥、玉米等。

想有效預防骨質疏鬆，還要多攝取維生素 D，維生素 D 有助於鈣的吸收。食物中維生素 D 含量高的有沙丁魚、魚肝油等。曬太陽也有助於人體對鈣的吸收。陽光中紫外線的照射，可促進皮膚對維生素 D 的合成，增強鈣磷代謝及腸道對鈣的吸收。但需要注意曬太陽的時段及時間長度，以免被灼傷。

一些具有滋補腎陰、溫補腎陽、益肝健脾功效的藥膳，可保護或改善脾胃的運化及吸收功能，促進鈣及其他營養物質的吸收，不妨適當選用。

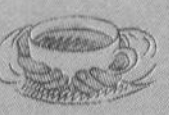

懷杞甲魚湯

材料：

懷山藥 30 克，枸杞子 10 克，甲魚 1 隻，薑 3 片，鹽、料酒各適量。

做法：

1. 將甲魚去內臟，洗淨。
2. 將甲魚、懷山藥、薑一起入鍋，加入料酒燉熟，加入枸杞子煮 10 分鐘，加鹽調味即可。

此湯有滋陰補腎、益氣健脾的功效，適用於腎陰虛所致的骨質疏鬆症。症見腰膝酸軟、頭暈耳鳴、失眠多夢、五心煩熱、潮熱盜汗等。

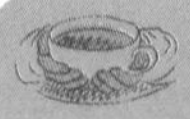

黑豆豬骨湯

材料：

黑豆 30 克，豬骨 500 克，鹽、胡椒粉各適量。

做法：

將黑豆洗淨、泡軟，與洗淨的豬骨同置鍋中，加水煮沸後，改小火慢燉煮至熟，調味後食用。

此湯可以補腎、活血、祛風、利濕，適用於老年骨質疏鬆、風濕痺痛等。

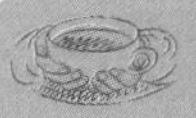

桑葚牛骨湯

材料：

桑葚（乾）25 克，牛骨 500 克，薑、蔥、料酒、鹽各適量。

做法：

1. 將桑葚洗淨泡軟，蒸 10 分鐘。
2. 將牛骨置鍋中，加水煮沸後撇去浮沫，加薑、蔥、料酒，煮至牛骨發白時，撈出牛骨，在湯中加入已蒸好的桑葚略煮一會，調味後即可飲用。

骨質疏鬆的人喝此湯可以滋陰補血、益腎強筋。此外，這道湯也適合有更年期綜合症的人。

除了飲食調理，骨質疏鬆者還要適量運動，運動可以改善骨骼的血液供應，增加骨密度，不過要選擇比較緩和的運動，如太極拳、步行等。跑步、打球、跳舞及腹背和四肢適當的負重可使肌肉保持一定的張力，令骨骼承受一定的壓力，從而強健骨胳，減少骨折的幾率，對抑制骨質疏鬆有良好的作用，但負重一定要注意慢慢增加強度。

保持正確的站立姿勢，不要彎腰駝背，每日累計 2～3 小時的站立與步行，可防止骨脫鈣引起鈣流失（主要是通過尿流失）。

另外，維持正常骨代謝還要保持輕鬆、愉悦的精神狀態，過於驚慌、悲傷與心情壓抑對骨量的影響也很明顯。

吸煙、過度飲酒都易引發骨質疏鬆，因此建議戒煙、酒。某些藥物如苯巴比妥、苯妥英鈉等，可增加維生素 D 的代謝，導致骨軟化。還有一些鎮定劑、

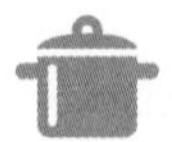

止痛藥、糖皮質激素及皮質類固醇等藥物都可造成骨質疏鬆，以上藥物，能不用儘量不要用，必須用時，要跟醫生說明身體情況。

貧血

如果把人體比喻成一塊土地，血液就相當於這塊地上的河流，滋養著一切。如果河流乾涸了，大地以及大地上的萬物就得不到滋養，也會面臨枯涸。人體如果缺血，就會出現皮膚蒼白乾燥、指甲蒼白、容易乏力、精力不好、氣短心慌胸悶、頭暈目眩、耳鳴、失眠、注意力不集中、頭髮枯黃、皺紋增多等症狀。

貧血是指血液中缺少紅血球或缺少紅血球的主要成分血紅蛋白。造成貧血的原因主要有紅血球過度破壞、造血不良和失血等。如骨髓遭受損害可引起再生障礙性貧血；缺乏鐵可引起缺鐵性貧血和營養性大細胞性貧血；紅血球被破壞，可引起溶血性貧血；急性和慢性出血會流失血液，引起失血性貧血等。

貧血時身體會缺氧，所以會導致食欲不振、噁心嘔吐、腹脹、腹瀉等症狀，有時會出現舌炎，個別患者還會出現異食癖。

有些人貧血症狀不明顯，還有的人把貧血症狀當成是其他疾病的症狀，因此忽視了貧血。是否貧血不能只憑自己主觀感覺，也不能只看症狀，最好是去醫院驗血，做個血液常規檢查就能知道自己是否有貧血。

上面我們提到好幾種貧血，因此對於貧血患者來說，一定要先弄清楚是因為什麼貧血，然後再進行調理。這樣不僅效果好，而且能避免耽誤治療。貧血患者在日常生活中要注意自我調理，保持心情舒暢，避免劇烈活動、勞累。改變體位時應緩慢進行，以免產生急性腦缺血而暈倒。

在飲食上應多吃綠色蔬菜和含鐵量高的食物，如蛋黃、牛肉、動物肝腎、海帶、豆類等；不要飲茶，茶葉中的鞣酸會阻礙鐵質吸收；注意補充維生素 C，因為維生素 C 可幫助吸收食物中的鐵；可以適當吃一點阿膠，阿膠有止血、補血及滋陰潤燥的作用，經常食用可提高體內紅血球及血紅蛋白的含量，以維持及促進骨髓造血功能。

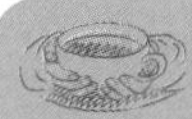

參歸銀鯧湯

材料：

鯧魚 1 條，黨參 30 克，當歸 15 克，生薑 3 片，鹽適量。

做法：

1. 把鯧魚去鱗、鰓和內臟，洗淨。
2. 鍋燒熱加入油放入薑片，把鯧魚放入鍋內，煎至兩面微黃，盛出備用。
3. 洗淨黨參、當歸，加適量清水，大火燒開後轉小火煲 1 小時，把鯧魚下鍋煲熟，調味即可。

營養不良性貧血主要是沒有及時補充鐵和葉酸所造成的貧血。患者經常會出現頭暈、耳鳴，嚴重時還會食欲不振、腹瀉、舌頭發炎。這道湯有很好的調理作用。

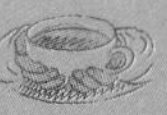 紅棗木耳湯

材料：

紅棗 15 枚，黑木耳 10 克，紅糖適量。

做法：

1. 將黑木耳用冷水泡發，清洗乾淨，撕成小朵備用。
2. 鍋中加水適量，放入黑木耳、紅棗，先大火煮沸，再改用小火燉煮 15 分鐘。
3. 黑木耳、紅棗熟爛時，加入紅糖，待其完全溶化即成。

紅棗含有多種微量元素，特別是鐵含量豐富，還含有蛋白質、胡蘿蔔素、維生素 B 群及維生素 C、鈣、磷等。這些營養元素，尤其是鐵及維生素，可維持毛細血管壁的完整性；木耳也是含鐵量很高的食物，是豬肝的 7 倍。把黑木耳與紅棗、紅糖同煮成湯可補血養血，有助於改善缺鐵性貧血。

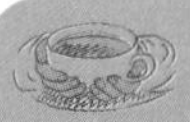 參芪烏雞湯

材料：

烏骨雞 1 隻，豬瘦肉 100 克，黃芪、黨參各 15 克，紅棗 10 枚（去核），生薑 3 片，鹽適量。

做法：

1. 烏骨雞去內臟洗淨，剁成塊，豬瘦肉洗淨、切塊，一起放入鍋中焯一下洗淨。

2. 紅棗、黃芪、黨參洗淨備用。
3. 把全部材料放入砂鍋中，加適量清水，大火燒開後轉小火煲 2 小時，加鹽調味即可。

此湯適用於調理失血性貧血。失血性貧血一般有兩種情況，一種是女性在分娩過程中，短時間內大量出血造成貧血；另一種是外傷或疾病中失血過多引起。這道湯不僅能補血，還有很好的補氣作用，對病後身體恢復也大有幫助。

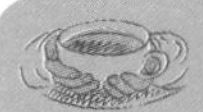

羊骨紅棗湯

材料：

羊脛骨（四肢長骨）500 克，紅棗 20 枚，鹽適量。

做法：

1. 將羊脛骨洗淨、砸碎，入鍋加水煮。
2. 煮 1 小時後加入洗淨的紅棗，煮至紅棗爛熟，加鹽調味即可。

此湯對再生障礙性貧血有效。以上量可分作 1 日 2 次食用，連吃 15 天為一個療程。

再生障礙性貧血，是指由於某些先天或後天原因引起骨髓造血功能障礙或衰竭而導致的貧血，這種貧血會伴有發熱與感染等症狀。

貧血患者平時可以吃一些葡萄乾，因為葡萄乾的含鐵量很高，還含有多種礦物質、維生素和胺基酸，對貧血非常有效。如果是輕度貧血，只要每天吃上一把葡萄乾，半個月就能有改善效果。但需要注意，糖尿病患者最好不要用這

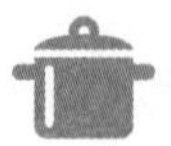

個方法，因為葡萄乾中含糖量比較高，以免改善了貧血卻加重了糖尿病。

食療只是輔助的改善方法，如果是嚴重貧血，還是要進行藥物治療，也需要根據貧血程度的不同，調整生活方式以促進身體康復。輕度貧血的人，可以正常從事工作和生活；中度貧血和慢性失血的人，應防止操勞過度，並要注意休息；重度貧血和急性失血者，必須臥床休息，接受治療，尤其要注意避免體位突然改變，以防暈倒和發生意外。

貼心小叮嚀

缺鐵性貧血者若補鐵，應該嚴格遵照醫囑，長期、小量地補，千萬不能擅自改變劑量，否則可能導致急性鐵中毒。急性鐵中毒表現為頭暈、噁心、嘔吐、腹瀉、腹痛，甚至昏迷、驚厥、休克等，一旦發生這種情況，必須立即就醫。

國家圖書館出版品預行編目資料

養生湯療：中醫大師教你，喝湯能解決的問題就別喝藥 / 路志正作. -- 初版. -- 新北市：世茂, 2018.08
面； 公分. --（生活健康；B440）
ISBN 978-957-8799-28-8（平裝）

1.食療 2.湯 3.食譜

413.98 107007254

生活健康B440

養生湯療：中醫大師教你，喝湯能解決的問題就別喝藥

作　　者 / 路志正
主　　編 / 陳文君
責任編輯 / 楊鈺儀
封面設計 / 李小云
出 版 者 / 世茂出版有限公司
地　　址 / (231)新北市新店區民生路19號5樓
電　　話 / (02)2218-3277
傳　　真 / (02)2218-3239（訂書專線）、(02)2218-7539
劃撥帳號 / 19816716
戶　　名 / 世茂出版有限公司
世茂網站 / www.coolbooks.com.tw
排版製版 / 辰皓國際出版製作有限公司
印　　刷 / 祥新印刷股份有限公司
初版一刷 / 2018年8月
I S B N / 978-957-8799-28-8
定　　價 / 350元